胃肠病饮食养生宝典

——每天学点养生学 快乐增寿几十年——

樊蔚虹◎编著

陕西出版传媒集团
陕西科学技术出版社

图书在版编目（CIP）数据

胃肠病饮食养生宝典/樊蔚虹编著. —西安：陕西科学技术出版社，2012.11

ISBN 978-7-5369-5611-7

Ⅰ.①胃… Ⅱ.①樊… Ⅲ.①胃肠病—食物疗法 Ⅳ.①R247.1

中国版本图书馆 CIP 数据核字（2012）第 254364 号

胃肠病饮食养生宝典

出 版 者　陕西出版传媒集团　陕西科学技术出版社
西安北大街 131 号　邮编　710003
电话（029）87211894　传真（029）87218236
http：//www.snstp.com
发 行 者　陕西出版传媒集团　陕西科学技术出版社
电话（029）87212206　87260001
印　　刷　北京建泰印刷有限公司
规　　格　710×1000 毫米　16 开本
印　　张　19
字　　数　270 千字
版　　次　2013 年 5 月第 1 版
2013 年 5 月第 1 次印刷
书　　号　ISBN 978-7-5369-5611-7
定　　价　26.80 元

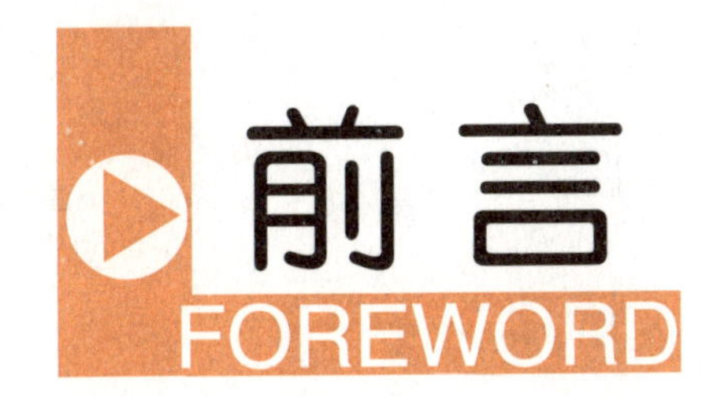

前言
FOREWORD

人们日常习惯说“胃肠道”，实际上，胃肠不仅负担着身体的物质输送，同时还在消化、吸收功能，而今胃肠疾病是消化系统的常见病，以胃脘痛、腹部胀、食饱胀、消化不良、腹痛、腹泻等消化功能紊乱为主要症状，患者群各年龄段人均有。

随着医学的发展，多数疾病得到控制，而胃肠疾病仍较为常见，该病与饮食不当，作息不规律，精神紧张，吸烟酗酒，病菌感染等因素有关，近年来，一些胃肠疾病发病率处于上升趋势，如十二指肠溃疡。

现代生活工作中，常存在高度精神紧张，忧虑、苦闷、沮丧等不健康的情绪，缺乏休养与调整，从而出现胃肠分泌、运动、消化、营养吸收等功能紊乱而导致胃肠疾病，另一方面，现代人热衷旅游，游玩各地、遍尝美食，因人体情况各异，许多人水土不服，因影响消化而积胃肠疾病。

胃肠疾病的发生与生活习惯，饮食起居，精神状态等多方面因素有关，如若患胃肠疾病应及时治疗，为了帮助广大胃肠疾病患者更好的治疗疾病，我们编写了《胃肠病饮食养生宝典》，竭尽所能帮助广大患者尽早地走出疾病阴影。

希望本书的为您尽一份绵薄之力，祝您健康长寿。

编　者

第一章 了解胃肠病的诱因

第四节 胃肠病的检查与诊断 /030

第五节 胃肠病的日常预防 /040

第二章 吃对食物养对病

第三章 日常养生中的“红绿灯”

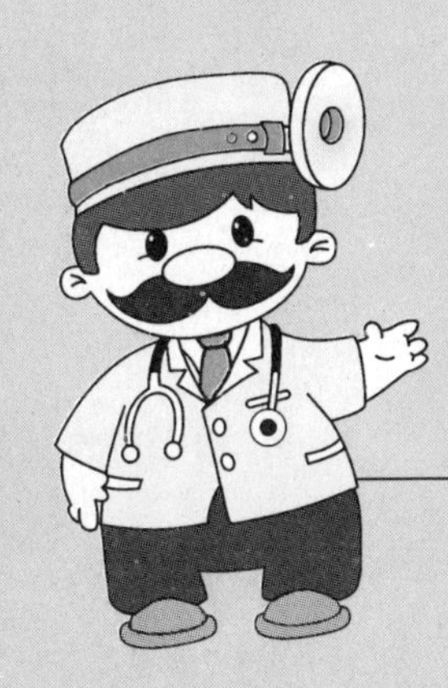

第一章

了解胃肠病的诱因

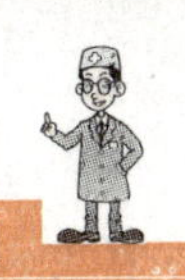

[第一节] 先认识一下胃肠

胃在人体中的位置

胃的上口与食管的下口相连接，是食物由食管进入胃的入口；胃的下口与十二指肠球部连接，是食物从胃进入十二指肠的出口。胃是消化道中最膨大的部分，大部分位于腹腔的左上部，小部分在上腹部。胃与周围脏器的关系是，胃上部与左膈穹隆接触，胃底的左背侧与脾接触，胃后壁隔网膜囊与左肾上腺、左肾、胰腺及横结肠系膜相接触，胃前壁与肝左叶接触。当空腹时，胃可能被这些脏器全部掩盖；当胃充满时，胃前壁很大一部分与膈相接触，胃体前壁的一部分与前腹壁有直接接触。胃的活动度很大，其位置随体位、横膈运动、胸腔内压力和腹腔内压力的改变而变化，如深吸气时胃可下降数厘米，腹部压力增加时，胃的位置可向上移。

胃的形状

(1) 钩状胃

钩状胃又称“J”形胃，胃底、胃体、胃窦各部的宽度大致相等，因此，胃内腔上下两部分接近一致，呈“J”字形垂直状，角切迹明显，胃的最低位置与髂脊同高，这种形状的胃一般多见于体质强壮者，是三种形状中最多见的一种类型。

(2) 牛角胃

牛角胃又称高度张力胃，其位置较高。常悬在肋缘之下，横置于上腹部，胃的下缘常在脐上，呈“牛角”形状，胃腔上部特别宽大，愈近幽门部愈窄，角切迹不明显，幽门偏向脊柱的右侧，是胃的最底部，这种形状的胃多见于小儿及矮胖体形之人。

(3) 下垂胃

下垂胃又称长胃、无力形胃，胃底较窄，胃体及幽门窦较宽大，胃腔上窄下宽，胃体垂直下降，而幽门左下方斜升，所以角切迹明显地呈锐角，胃大弯可抵达髂脊水平面以下，甚至进入腔内，幽门贴附于脊柱稍右侧，这是属于低紧张度的胃，多见于体型瘦长的人。

胃的组织结构

胃壁共分四层，自内向外依次为黏膜层、黏膜下层、肌层和浆膜层。

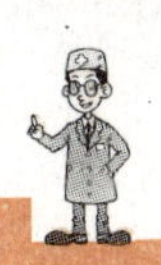

(1) 黏膜层

在空腹时，黏膜形成许多皱襞。当胃被食物充满后，皱襞即变得低平或全部消失。临床上，胃黏膜皱襞的改变，常表示有病变的发生。

胃小弯、幽门部的黏膜较平滑，神经分布丰富，是酸性食糜必经之路，易受机械损伤及胃酸消化酶的作用，所以易发生溃疡。

(2) 黏膜下层

由疏松结缔组织和弹力纤维组成，起缓冲作用。当胃扩张或蠕动时，黏膜可伴随这种活动而伸展或移位。此层含有较大的血管、神经丛和淋巴管。胃黏膜发炎或患黏膜癌时可经黏膜下层扩散。

(3) 肌层

胃壁的肌层很发达，由三层平滑肌组成。外层为纵形肌，以大弯和小弯部分较发达；中层为环形肌，在贲门和幽门处变得很厚，形成贲门括约肌和幽门括约肌；内层为斜形肌，由贲门左侧沿胃底向胃体方向进行，以下渐渐分散变薄，以至不见。在环形肌与纵形肌之间，含有肌层神经丛。胃的各种生理运动主要靠肌层来完成。

(4) 浆膜层

胃壁的浆膜层是覆盖在胃表面的部分。其覆盖主要是在胃的前上方和后下方，并在胃小弯和胃大弯处分别组成网膜结构。

胃的生理功能

胃是人体重要的消化器官，它具有储纳食物、消化食物和杀灭病菌等多种生理功能。

（1）储纳食物

当人体咀嚼和吞咽食物时，通过咽，食管等处感受器的刺激能反射性地通过迷走神经的作用，引起胃体、胃底的舒张，使胃容纳和暂时储存吃进去的食物。

（2）消化食物

当食物进入胃后，胃壁就开始舒张，同时有节奏地进行蠕动。蠕动波从胃体贲门开始向幽门方向推进。在胃的不断蠕动中，食物和胃液充分混合，被研磨并粉碎，形成食糜，并被向十二指肠推送。一般来说，水在胃内停留5～10分钟；糖类食物会停留1小时左右；蛋白质为2～3小时；混合性食物停留较长，需3～4小时；脂肪更长，可达6小时。食物的消化都是通过胃液完成的，普通成人可在一昼夜分泌1.5～2.5升胃液。胃液中含有盐酸、黏液、胃蛋白酶原、脂肪酶、电解质等物质。胃液中最重要的消化酶是胃蛋白酶（由胃蛋白酶原在盐酸的作用下变成），它与胃酸能初步消化食物中的蛋白质。

（3）杀灭病菌

胃液中的胃酸能杀灭随食物进入胃中的病菌，减少胃肠道疾病。

什么是胃的排空

胃排空就是指胃内容物进入十二指肠的过程。一般情况下，当食物进入胃后5分钟，此过程便开始，从胃的贲门部出现蠕动波，并向幽门方向前进。食物刺激胃壁是促进胃排空的动力，当幽门括约肌开放，胃运动加强、胃内压大于十二指肠压时，胃内容物即可进入十二指肠；而进入十二指肠的胃内容物通过肠壁的酸、脂肪、渗透压感受

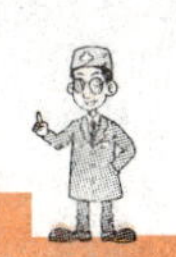

器，反射性地引起胃运动减弱、排空减慢，对胃的运动和排空起抑制作用。当进入十二指肠的胃的分泌物盐酸被中和，消化的食物被吸收，对胃的抑制作用便逐渐减弱，胃的运动又增强，直至另一部分胃内容物被排到十二指肠。所以，胃的排空是间断进行的，不同食物的排空速度也是不同的。

胃的运动有哪些特点

胃的消化期运动主要有以下特点：

(1) 容量性舒张

当咀嚼和吞咽时，人体通过神经反射引起胃底和胃体肌肉的舒张，就是胃的容量性舒张。容量性舒张使胃腔容量由空腹时的50毫升，增加到进食后的1.5升，以适应摄入大量食物的需要，而胃内压力变化不大，起到储存食物的作用。

(2) 紧张性收缩

胃被充满后就开始恢复它持续较长时间的缓慢的紧张性收缩，并逐渐加强，使胃腔内具有一定的压力。这种压力有助于胃液渗入食物，协助推动食糜向下移动，这种收缩还有助于保持胃的位置和形状。

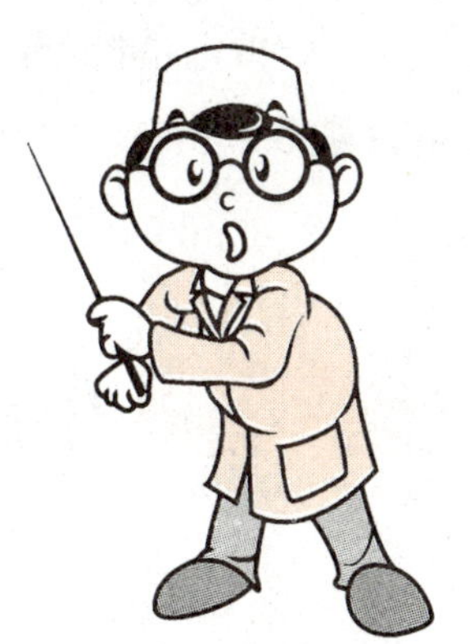

(3) 蠕动

食物进入胃后约5分钟就开始蠕动。蠕动波从贲门开始，向幽门方向进行，以使胃的内容物被推入十二指肠。

胃酸有哪些生理作用

（1）启动胃蛋白酶

胃壁上胃底腺的四种细胞中，主细胞可以分泌胃蛋白酶原，而胃蛋白酶原只有在胃酸存在的情况下，才能被启动而变成胃蛋白酶，从而发挥其水解、消化蛋白的生理功能。

（2）促进胆汁、胰液及肠液的分泌

胃酸进入小肠时，对胰液、胆汁及肠液的分泌有促进作用。

（3）杀灭细菌

胃酸能杀死随食物进入胃中的细菌。细菌对酸性环境非常敏感，在生理状态下（pH 值为 2.0～3.0），胃酸的杀菌作用最强。

（4）其他

胃酸可以水解麦芽糖、蔗糖，使之成为易被小肠吸收的单糖成分；胃酸还能浸胀食物中的动物性胶原结缔组织成分，以利于蛋白酶和脂肪酶发挥作用，并能使酸性环境下的骨组织脱钙，从而促进食物中的骨骼成分软化。

小肠包括哪些部分

小肠盘曲于腹腔内，上连胃幽门，下接盲肠，全长 5～6 米，分为十二指肠、空肠和回肠三部分。

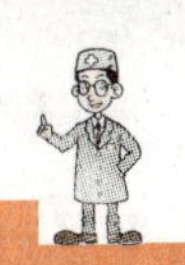

(1) 十二指肠

十二指肠位于腹腔的后上部，全长25厘米。它的上部（又称球部）连接胃幽门，是溃疡的好发部位。肝脏分泌的胆汁和胰腺分泌的胰液，通过胆总管和胰腺管在十二指肠上的开口，排泄到十二指肠内以消化食物。十二指肠呈“C”字形，从右侧包绕胰头，可分为上部、降部、水平部和升部四部分。

(2) 空肠

上端起于十二指肠空肠曲部，回肠下端与盲肠相连。空肠与回肠盘绕于腹腔的中、下部，两者间无明显的界限，空肠约占空回肠的上2/5，主要位于左外侧区和脐区，其特点是血管丰富，较红润，管壁厚、管腔大，黏膜面有高而密的环形皱襞，并可见许多散在的孤立淋巴组织。因为空肠的消化和吸收力强，蠕动快，肠内常呈排空状态，所以叫空肠。

(3) 回肠

回肠约占空肠的下3/5，主要位于脐区和右髂区，其特点是色淡红，管壁薄、管径小，黏膜面环形皱襞稀疏，除有孤立淋巴组织外，还可见集合淋巴组织。

小肠的生理功能

小肠是人体营养物质吸收的主要部位。小肠通过其运动使食物与肠腔内的消化液充分混合并使食糜与小肠黏膜吸收而不断接触以利食物成分的消化与吸收。小肠每天分泌2～3升肠液，肠液为弱碱性，内含少量黏蛋白及电解质。小肠液对胃酸有中和作用而保护小肠黏膜，并给胰液、胆汁提供一个良好的消化环境；肠液内的肠激酶可以激活胰蛋白酶。小肠液的分泌主要受小肠内分泌细胞所分泌的各种激素的调节。胰泌素、胆囊收缩素、胰高糖素对小肠液的分泌有刺激作用。

大肠由哪几部分组成

大肠长约1.5米，在小肠的回肠段与大肠交界的地方有回盲瓣，它好似一个定向开关，在控制食物残渣间断性地进入大肠、阻止大肠内容物逆流回小肠上起着重要的作用。大肠的起始部叫盲肠，它没有什么功能，但它的顶端有一个像小尾巴似的东西，即阑尾，我们应对其有所了解，因为阑尾炎是常见的急性疾病。大肠还有升结肠、横结肠、降结肠、乙状结肠等不同的区段，最下面是直肠和肛门。

大肠的生理功能

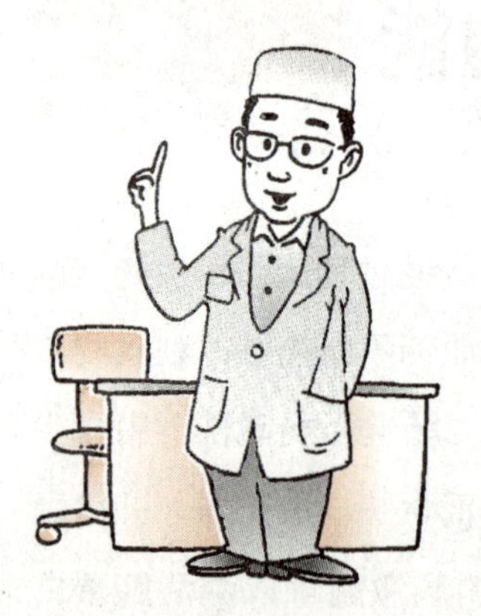

大肠主要起吸收水分和排出食物残渣的作用。食物残渣中的水分被大肠吸收，变成了半干的固体。大肠中的细菌还可使食物残渣发酵和腐败，最终将其变成有臭味的粪便。

堆积在大肠内的粪便，在大肠的收缩作用下逐渐下移，对直肠产生一定的压力，刺激直肠壁内的感受器，并通过神经传到大脑，

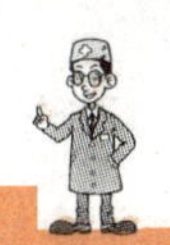

引起便意及排便。在此过程中，大肠黏膜分泌的大量黏液，有保护肠黏膜并润滑粪便的作用。这里应该注意的是，如果我们经常对便意加以抑制，就会使直肠对正常的粪便压力刺激失去敏感性，久而久之就会造成便秘。

[第二节] 胃肠道疾病的常见症状

胃肠病的常见症状有哪些

数千年来，传统的中医一直强调胃气，即肠胃的消化吸收功能，指出“有胃气则生，无胃气则死”，可见肠胃功能强弱对人体生长发育及疾病转归的意义。肠胃疾病很多，但由于症状不明显，容易被人忽视。肠胃病常见的症状如下：

（1）胃痛

又被称为胃脘痛，是以上腹胃脘部近心窝处经常发生疼痛为主症，痛时可以牵连胁背，或兼见胸脘痞闷、恶心呕吐、食欲不佳、腹内不舒、打嗝、或吐酸水、或吐清水、大便溏薄或秘结，甚至便血等症。

(2) 便血

大便带血，或全为血便，颜色呈鲜红、暗红或柏油样。

(3) 食欲不振

又被称为恶食、厌食，主要表现为胃口不好，不想吃东西，甚至闻到食物的味道就感到恶心、欲吐出。

(4) 嗳气

因常见于饱食之后，因此也被俗称为“打饱嗝”。之所以有嗳气的出现，主要是由于胃中气体向上出喉部而发出声响。在慢性胃炎中大多由于胃酸缺乏，胃内发酵产气及吞入空气等原因，而使胃内气体积存，导致大量气体嗳出。

(5) 呕吐

呕吐常与恶心同时出现。恶心是上腹部不适，有呕吐的感觉，处于想吐而吐不出状态的一种症状。呕吐则表现为呕吐清涎，或泛吐苦水，或呕吐食物等。还有一种情况，仅是作呕，但无物呕出，称作干呕。

(6) 反酸

反酸是指胃内容物经食管返到口中或咽部，口腔感觉到出现酸性物质或苦味物质，患者有烧心、食管痛、吞咽痛、吞咽困难及其他呼吸道症状。

(7) 便秘

便秘是排便次数明显减少，每3天或更长时间一次，无规律，粪质干硬，常伴有排便困难的病理现象。

(8) 泄泻

即腹泻，是指排便次数增多，粪便稀薄的现象。

(9) 腹痛

是指由于各种原因引起的腹腔内脏器的病变，而表现为腹部的疼

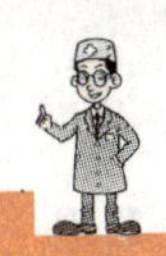

痛。腹痛可分为急性与慢性两类。病因复杂，包括炎症、肿瘤、出血、穿孔、创伤及功能障碍等。

什么是急性胃炎

急性胃炎是由各种不同因素引起的胃黏膜，甚至胃壁的急性炎症，伴有肠炎者又称胃肠炎。急性胃炎根据病因的不同可分为两种类型，急性外周性胃炎，包括急性单纯性胃炎、急性腐蚀性胃炎、急性糜烂性胃炎；急性内周性胃炎，包括急性感染性胃炎和急性化脓性胃炎，我们通常所指的是急性单纯性胃炎。

急性胃炎有哪些临床症状

上腹痛。发病时常感到上腹痛，呈发作性，无明显节律；疼痛性质为胀痛、隐痛、刺痛、烧灼痛等，或呈阵发性加重、持续性钝痛，少数会出现剧痛；位于上腹正中或偏左，常伴腹部饱胀不适、嗳气、反酸等症状。

恶心、呕吐。呕吐物为未消化的食物残渣，呕吐后会感觉稍微舒服些，呕吐物中可能带有黄色胆汁或胃酸。

腹泻。伴肠炎者可出现腹泻，呈稀便或水样便，随胃部症状好转而停止。

脱水。由于反复呕吐和腹泻，失水过多引起皮肤弹性差、眼球下陷、口渴、尿少等症状，严重者血压下降，四肢发凉。

呕血与便血。少数人呕吐物中带血丝或呈咖啡色，大便发黑或大便隐血试验为阳性。

什么是慢性胃炎

慢性胃炎是以胃黏膜的非特异性慢性炎症为主要病理变化的慢性胃病，病变可局限于胃的一部分，也可弥漫到整个胃部，临床常有胃酸减少、食欲下降、上腹不适和疼痛、消化不良等症状。慢性胃炎无特异性，一般可表现为食欲减退，上腹部有饱胀憋闷感及疼痛感、恶心、嗳气、消瘦、腹泻等。

慢性胃炎有哪些临床症状

慢性胃炎缺乏特异性症状。多数患者常无症状或有程度不等的消化不良症状，如上腹疼痛、食欲减退、餐后饱胀、反酸、恶心等，且进餐后症状加重。慢性萎缩性胃炎因病变部位不同而有不同的症状，如胃体胃炎消化道症状较少，可有厌食、体重减轻、贫血等；胃窦胃炎则消化道症状较明显，可出现类似消化性溃疡的症状，体检时多无明显体征，有时仅有上腹部轻度压痛。

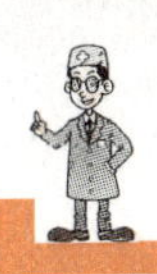

什么是消化性溃疡

消化性溃疡是指发生在屈氏韧带以上消化道的慢性溃疡，包括食道、胃、十二指肠及空肠上段，其中以胃和十二指肠较为多见，分别称为胃溃疡和十二指肠溃疡。因其形成与胃酸、胃蛋白酶的消化作用有关而得名。其形成和发展与胃液中盐酸和胃蛋白酶的自身消化作用密切相关，只要是能与胃液接触的部位，包括食管下段、胃、十二指肠和胃大部分切除术后的胃空肠吻合口附近以及梅克尔憩室等，都可以发生本病。绝大多数消化性溃疡发生在胃与十二指肠，故又称之为胃与十二指肠溃疡。

消化性溃疡有哪些临床症状

消化性溃疡的发病原因较为复杂，概括来说，溃疡的形成与胃、十二指肠的保护因素和损害因素失衡有直接关系。胃溃疡的发病以保护因素削弱为主，如胃黏膜屏障的破坏、胃黏膜血循环和上皮细胞更新障碍、前列腺素的缺乏、吸烟、幽门螺杆菌的感染等。十二指肠溃疡的发病以损害因素的作用为主，如胃酸、胃蛋白酶的影响，神经系统和内分泌紊乱，胃泌素过量分泌，饮食不洁或失调，药物不良反应等。消化性溃疡如防治不当，可引起上消化道出血、胃穿孔、幽门梗阻等，须积极防治。

局限性疼痛多位于上腹部正中或偏左，后壁溃疡疼痛可向背部放射。

起病多缓慢，病程长达数年或数十年，疼痛多在餐后发作，其规律是进食—疼痛—缓解。

发病以秋末冬初最多，疼痛性质常为隐痛、烧灼样痛、钝痛、饥饿痛或剧痛，且伴有嗳气、反酸、烧心、恶心、呕吐。

病症在缓解期多不明显，发作期仅于上腹部有压痛。常向背部放散，11～12 胸椎两旁有压痛。

什么是胃下垂

所谓胃下垂，是指胃的位置的异常下垂，在正常情况下，人在直立时，胃的最低点不应超过肚脐下 2 个横指，但在胃下垂时，胃的下缘垂坠于盆腔，胃小弯弧线的最低点降至髂脊连线（约在肚脐水平线上）以下，这就使胃小弯的角度变得很尖锐，从幽门到十二指肠几乎成直角上升，使人产生种种不舒服的感觉。

胃下垂有哪些临床症状

1）进食后发生腹部牵引感及腰痛，不能多吃，稍微吃一点东西就有饱腹感。

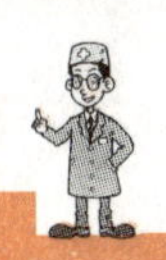

2）每次进食后有饱胀、压迫的感觉，腹部似有物下坠，经常嗳气，推腹可听见腹内有水振动的声音。

3）由于稍食即饱，食欲减退，运动使症状加重而不思活动，久而久之体质日趋虚弱，常伴有神经衰弱和便秘等。

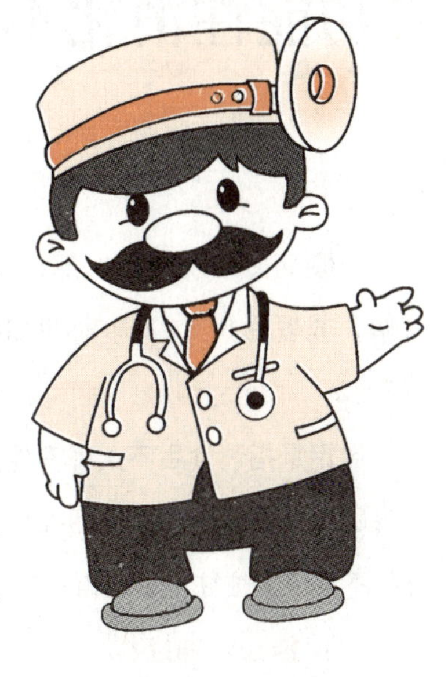

4）食后稍走快一些会发生腹痛，但稍稍休息症状即可消失；吃饱以后，肚脐下面明显凸出，而肚脐上面原来胃的地方反而凹陷下去；躺平以后，腹部的不适感可大大减轻或消失。

5）长期胃下垂患者，可伴有眩晕、乏力、直立性低血压、昏厥、体乏无力、食欲差。

6）因为胃下垂容易并发胃炎，所以许多患者有胃炎的表现。

什么是功能性消化不良

功能性消化不良是临床上最常见的一种功能性胃肠病。是指慢性上腹痛、腹胀、早饱、嗳气、反酸、嘈杂、恶心、呕吐等一系列症状，1年内累计超过 12 周，而各种客观检查未能发现器质性疾病。亦称非溃疡性消化不良、上腹不适综合征、胃易激综合征等。

功能性消化不良有哪些临床症状

（1）上腹痛

上腹痛多无规律性，部分人疼痛与进食有关，表现为饱痛，进食后缓解，或餐后0.5～3小时腹痛持续存在。

（2）早饱、腹胀、嗳气

早饱是指进食后不久即有饱感，导致摄入食物明显减少。腹胀多发生于餐后，或呈持续性进餐后加重，早饱感和上腹胀常伴有嗳气。恶心、呕吐并不常见，往往发生在胃排空明显延迟者，呕吐物多为当餐胃内容物。

（3）神经精神症状

不少人同时伴有失眠、焦虑、抑郁、头痛、注意力不集中等神经精神症状。

什么是溃疡性结肠炎

溃疡性结肠炎是一种病因尚不明确的直肠和结肠慢性非特异性炎症性疾病。病变主要限于大肠黏膜与黏膜下层。主要侵袭直肠、乙状结肠及左半结肠，严重者可波及全结肠。临床表现为腹泻、腹痛、便血、里急后重、腹块等，可伴有关节炎、虹膜炎、皮肤结节红斑等。不同体质症状差异较大，轻者仅表现为腹泻，一日数次；重者可发生

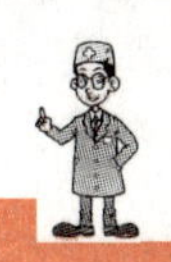

便血及毒血症等。本病在中医常分属“泄泻”“痢疾”“便血”“肠风”或“脏毒”范畴。

溃疡性结肠炎有哪些临床症状

常见的临床症状如下：

(1) 消化系统表现

腹泻的程度轻重不一，轻者每日3～4次；重者可多至30余次。粪质多呈糊状及稀水状，混有黏液、脓血；轻型及病变缓解期可无腹痛，或呈轻度至中度隐痛，少数绞痛；严重病例可有食欲缺乏、恶心及呕吐。

(2) 全身表现

急性期或急性发作期常有低度或中度发热，重者可有高热及心动过速，病程发展中可出现消瘦、衰弱、贫血、水与电解质平衡失调及营养不良等表现。

(3) 肠外表现

常有结节性红斑、关节炎、眼色素葡萄膜炎、口腔黏膜溃疡、慢性活动性肝炎、溶血性贫血等免疫状态异常的改变。

(4) 临床类型

按本病起病缓急与病情轻重，一般可分三种类型。轻型最多见，起病缓慢，症状轻微，除有腹泻与便秘交替、黏液血便外，无全身症状，病变局限在直肠及乙状结肠。重型较少见，急性起病，症状重，有全身症状及肠道外表现，结肠病变呈进行性加重，累及全结肠，并发症也较多见。暴发型最少见。

什么是便秘

便秘是指大便秘结不通、排便时间延长、大便干燥，或虽有便意，但排便困难，多为大肠的传导功能失常，粪便在肠道内停留时间过久，水分被过度吸收，而导致大便干燥所造成。一般两天以上不排便，可表示有便秘存在；如果每天均排大便，但排便困难且排便后仍有残便感，或伴有腹胀，也应纳入便秘的范围。便秘时，常出现下腹膨胀、便意未尽等症状，严重者还会出现食欲不振、头昏、无力等症状，这可能与粪便的局部机械作用引起神经反射有关。老年人便秘多与体质虚弱、腹壁松弛、消化功能减退有关。

便秘有哪些临床症状

急性便秘主要表现为原发病的临床表现，多由肠麻痹、肠梗阻、急性心肌梗塞、急性腹膜炎、脑血管意外、肛周疾病等急性疾病引起。

慢性便秘大多无明显症状，但神经过敏者可能会有口苦、嗳气、腹胀、食欲减退、发作性下腹痛、排气多等胃肠症状，还可能伴有头晕、头痛、易疲劳等神经官能症症状。

直肠肛管出口梗阻型便秘多见于女性，表现为排便困难、排便不

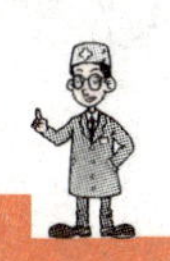

尽、服腹泻药常无效；重者骶尾部坠胀，女性可伴有阴道或子宫脱垂，常需病人用手指挤压或抠出存在直肠末端的干粪便。

结肠慢运输型便秘，盆底肌肉功能正常，临床上表现为腹胀、无便意、便次少。

什么是细菌性痢疾

细菌性疾病简称菌痢，是由痢疾杆菌引起的一种常见肠道传染病。以发热、腹痛、腹泻、里急后重感及黏液脓血便为主要临床表现。儿童及青壮年发病率较高，好发于夏秋两季，轻者可自愈，重者需要积极治疗。细菌性痢疾属中医学中的“痢疾”“泄泻”范畴。

细菌性痢疾的临床症状有哪些

症状体征可分为以下 4 项：

（1）轻型

无中毒症状，体温正常或稍高，腹痛、腹泻较轻，大便每天 10 次以内，呈糊状或水样，含少量黏液，里急后重不明显，可有恶心、呕吐。

（2）普通型（中型）

起病较急，有畏寒、发热中毒症状，体温 39℃ 左右，伴有恶心、呕吐、腹痛、腹泻、里急后重，每天大便次数10～20次，脓血便量少，少数患者以水样腹泻为特点，失水不明显。

（3）重型

起病急骤，畏寒，高热，恶心，呕吐，腹痛剧烈，有黏血便，每天大便次数超过20次，里急后重，四肢厥冷，意识模糊。

（4）中毒型

起病急骤，突然高热，24小时之内迅速出现休克、惊厥和意识障碍。大便次数不多，常发生在儿童，病情凶险，死亡率极高。

第三节 引起胃肠病的因素有哪些

引起胃肠病的主要因素有哪些

肠胃病的发生是一个极其复杂的、多阶段的过程。目前对肠胃病的发病原因仍没有明确的答案，已经得到大多数学者肯定的发病因素有：生物因素、化学因素、物理因素、精神因素、免疫因素、生活因素、饮食因素、遗传因素等。

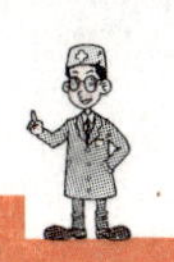

(1) 生物因素

细菌、病毒等微生物、肠道寄生虫等都是肠胃病发病的主要原因。俗话说：“病从口入。”胃肠道每天都有大量食物、水等通过，难免有一些会被细菌或其他病原体污染，常见的有沙门菌属副溶血弧菌（嗜盐菌）、幽门螺杆菌、大肠杆菌，以及某些流感病毒和肠道病毒等。

(2) 化学因素

长期服用一些对胃肠道有刺激的药物如非甾体类抗炎药、糖皮质激素等，损伤胃黏膜，可诱发或加重肠胃病；或者误服一些腐蚀性较强的化学物质，如强酸、强碱等；另外，胆汁反流也是重要发病原因，因为胆汁为碱性物质，可以中和胃酸，破坏胃黏膜。

(3) 物理因素

胃肠道比较容易受到物理因素的影响，如进食过热、过冷或者粗糙的食物，容易刺激和磨损胃肠道黏膜；长期的 X 线照射也会诱发肠胃病。

(4) 精神因素

大量病因调查发现，持续过度的精神紧张、劳累、情绪激动等神经因素常是胃肠道疾病发生和复发的重要因素。其致病的机制有：①植物神经系统：迷走神经反射使胃酸分泌增多，胃运动加强；交感神经兴奋则使胃黏膜血管收缩而缺血，胃运动减弱；②内分泌系统：通过下丘脑—垂体—肾上腺轴而使皮质酮释放，促进胃酸分泌并抑制胃黏液分泌。

(5) 免疫因素

一些免疫反应也常可导致肠胃病，如幽门螺旋杆菌抗体可造成自身免疫损伤；慢性萎缩性胃炎可检测到壁细胞抗体。伴有恶性贫血的患者还可能找到内因子抗体。

(6) 生活因素

生活不规律，如作息时间无常，过度安逸或劳累等；或有不良嗜好，如吸烟，酗酒，过量饮浓茶、咖啡等。

（7）饮食因素

进餐时间不规律，时早时晚；进食量不规律，时多时少；或者进食生冷、辛辣等刺激性食物等。

（8）遗传因素

多种肠胃病均与遗传有关，现在越来越受到关注。

（9）其他因素

很多全身性疾病可以诱发或者加重肠胃病，如甲亢、糖尿病、慢性肾上腺皮质功能减退和干燥综合征患者，常可合并慢性萎缩性胃炎；营养不良、心力衰竭、肝病合并门脉高压患者，也会由于胃肠黏膜瘀血、水肿，引发肠胃病。

总之，引发肠胃病的因素有很多种，而某种肠胃病的发生不仅仅是其中某一种因素的作用结果，而往往是多种因素共同导致的，所以在防治肠胃时，也应该充分考虑这些因素，进行综合防治。

导致急性胃炎的因素有哪些

导致急性胃炎的因素很多，有化学或物理的刺激，也有细菌或其他毒素的刺激。化学刺激主要来自烈酒、浓茶、咖啡、香料及药物（如水杨酸盐制剂、消炎痛、保泰松、糖皮质激素等），其中急性腐蚀性胃炎多是由吞服强酸、强碱及其他腐蚀剂所致。物理刺激如过热、过冷、过于粗糙的食物及 X 线照射，均会损伤胃黏膜，引起炎症性改变。而进食细菌或其毒素污染的食物，是导致急性胃炎最常见的一个病因。

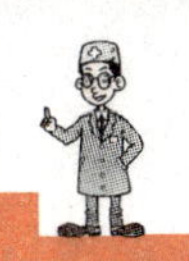

导致慢性胃炎的因素有哪些

引起慢性胃炎的病因主要有以下几种：

（1）进食

太快，食物咀嚼不充分（如有牙病时），摄食过于粗糙的、过冷或过热的食物。

（2）细菌、病毒及毒素

多见于急性胃炎之后，胃黏膜病变经久不愈或反复发作，逐渐演变成慢性浅表性胃炎。

（3）吸烟

烟草中的主要有害成分是尼古丁，长期大量吸烟可使幽门括约肌松弛、十二指肠液反流、胃部血管收缩、胃酸分泌量增加，从而破坏胃黏膜屏障，导致胃黏膜慢性炎症病变。

（4）刺激性药物

某些药物如水杨酸制剂、皮质激素、洋地黄、消炎痛、保泰松等，都可引起慢性胃黏膜损害。

（5）刺激性食物

长期饮用烈酒、浓茶、咖啡，食用辛辣及粗糙食物，过饥或过饱等无规律的饮食方式，均可破坏胃黏膜保护屏障而发生胃炎。

（6）精神因素

由于心理不健康，长期处于精神紧张、忧虑或郁闷状态，可引起全身交感神经和副交感神经功能失衡。尤其是交感神经长时间处于兴奋状态，会导致胃黏膜血管舒缩功能紊乱，使胃黏膜血流量减少，破坏胃黏膜屏障，久而久之就会形成胃黏膜慢性炎症反应。

哪些情况易导致消化性溃疡

消化性溃疡的发病原因较为复杂，概括来说，溃疡的形成与胃、十二指肠的保护因素和损害因素失衡有直接关系。胃溃疡的发病以保护因素削弱为主，如胃黏膜屏障的破坏，胃黏膜血循环和上皮细胞更新障碍，前列腺素的缺乏，吸烟，幽门螺杆菌的感染等。

十二指肠溃疡的发病以损害因素的作用为主，如胃酸、胃蛋白酶的影响，神经系统和内分泌紊乱，胃泌素过量分泌，饮食不洁或失调，药物不良反应等。消化性溃疡如防治不当，可引起上消化道出血、胃穿孔、幽门梗阻等，须积极防治。

胃下垂的诱发因素有哪些

胃下垂产生的原因，主要是悬吊、固定胃位置的肌肉和韧带松弛无力及腹部压力下降，使整个胃的位置降低、胃蠕动减弱。胃下垂可分为先天性和后天性两种。

天生体型比较瘦弱的人，胸廓狭长，骨骼纤细，皮下脂肪缺乏，肌肉发育不良，他们不仅有胃下垂，其他内脏（如肾、肝、脾、横结肠等）也往往下垂，所以叫“全内脏下垂”。这种胃下垂是先天性的。

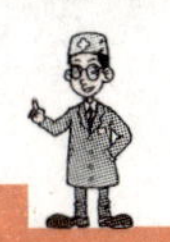

腹部由紧张变得松弛者，这种胃下垂是后天性的。如妇女生了好几个孩子以后，原来紧张的腹部变得松弛，腹腔内的压力降低，可以引起胃下垂和其他脏器下垂。如原来很胖的人，因突然消瘦下去后，腹部脂肪消失，也会引起腹压改变而发生胃下垂。经常穿非常紧的马甲或束很紧的腰带，以及常常压迫胸部和上腹部，也能造成胃下垂。

什么因素能导致功能性消化不良

临床上指的功能性消化不良，又称作非溃疡性消化不良，是胃肠道的一种常见的症状群，包括嗳气、上腹部或胸部胀满或烧灼样的疼痛等。此类症状常呈慢性、持续性或者反复性发作，不限于某一单个器官和疾病的过程，产生的原因往往多样，但却不能找到具体的病因，甚至连消化内镜和X线造影检查也无法检查出确切的病灶。据统计，25%～30%的人群在一生中会有此病发作。

导致肠胃激综合征的因素有哪些

病因尚不清楚，可能与多种因素有关。目前认为病理生理学基础主要是胃肠动力学异常和内脏感知异常，而肠道感染和精神心理障碍也是其发病的重要因素。

（1）胃肠动力学异常

正常生理情况下，结肠的基础电节律为慢波频率6次/分，而3次/分的慢波频率则与分节收缩有关，肠易激综合征病人以便秘、腹痛为主者，慢波频率明显增加。

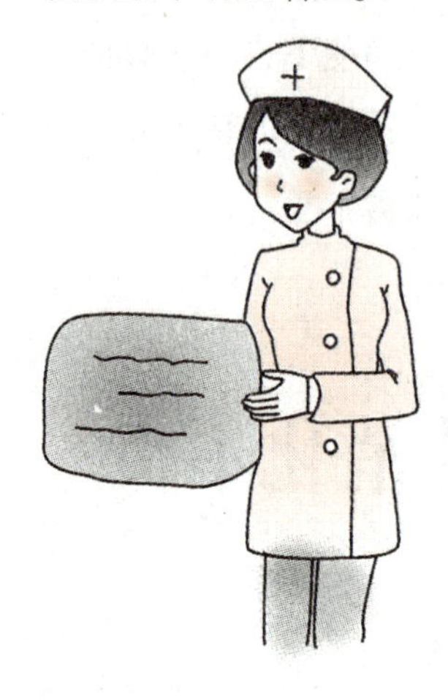

(2) 内脏感知异常

直肠气囊充气试验表明，病人充气疼痛明显低于健康人。回肠运动研究发现，回肠推动性蠕动增加可使60%的病人产生腹痛，而在健康对照组仅17%。

(3) 精神因素

心理应激对胃肠运动有明显影响。大量调查表明，病人存在个性异常，焦虑、抑郁积分显著高于正常人，应激事件发生频率亦高于正常人。

(4) 感染

越来越多的研究提示部分病人症状发生于肠道感染治愈之后，其发病与感染的严重性与应用抗生素时间均有一定相关性。

(5) 其他

约1/3病人对某些食物不耐受而诱发症状加重。近年研究还发现肠道微生态及某些肽类激素如缩胆囊素等可能与病人症状有关，有助于解释精神因素、内脏敏感性以及胃肠动力异常之间的内在联系。

引起溃疡性结肠炎的因素有哪些

便秘最直接的原因是食物残渣在肠腔内滞留的时间太长，使所含水分过多地被吸收，致使大便变得干燥坚硬。食物残渣为什么会在肠腔内长久停留呢？主要有以下因素。

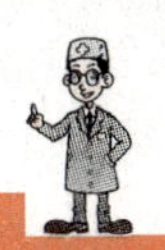

1）肠道狭窄，使食物残渣在肠腔内前进受阻，如直肠、结肠内的肿瘤或腹腔内的肿瘤压迫肠道等。

2）整个胃肠道蠕动缓慢，食物通过胃肠道的时间延长。

3）缺乏排便动力，不能将粪便及时排出体外。其原因如下。

进食过少，食物中所含的纤维素和水分不足，因而生成的粪便体积过小，对直肠无法形成足够压力的刺激。

经常忽视便意或习惯性地服用泻药等原因，使直肠黏膜对刺激的感受性降低。

营养不良、全身衰竭、长时间卧床不动等原因，致使膈肌、腹肌、提肛肌等帮助排便的肌肉收缩力减弱。

细菌性痢疾的致病因素有哪些

一般引起细菌性痢疾有以下几种原因：

（1）传染源

传染源包括患者和带菌者。患者中以急性、非急性典型菌痢与慢性隐匿型菌痢为重要传染源。

（2）传播途径

痢疾杆菌随患者或带菌者的粪便排出，通过污染的手、食品、水源或生活接触，或苍蝇、蟑螂等间接方式传播，最终均经口入消化道使易感者受染。

（3）人群易感性

人群对痢疾杆菌普遍易感，学龄前儿童患病较多，这与不良卫生习惯有关，成人患者同机体抵抗力降低、接触感染机会多有关。

【第四节】胃肠病的检查与诊断

粪便检查，看颜色与形状

正常成人的粪便排出时为黄褐色圆柱形软便，婴儿粪便呈黄色或金黄色糊状便。久置后由于粪便中胆色素原被氧化可致颜色加深，病理情况可见如下改变。

（1）稀糊状或水样便

常因肠蠕动亢进或肠黏膜分泌过多所致，见于各种感染性和非感染性腹泻，尤其是急性肠炎，服导泻药及甲状腺功能亢进等症。小儿肠炎时由于肠蠕动加快，粪便呈绿色稀糊状，大量黄绿色稀汁样便，并含有膜状物时见于伪膜性肠炎。艾滋病患者伴发肠道隐孢子虫感染时，可排出大量稀水样粪便；副溶血性弧菌食物中毒，排出洗肉水样便；出血坏死性肠炎排出红豆汤样便。

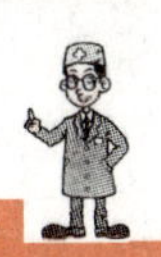

(2) 黏液便

正常粪便中的少量黏液因与粪便均匀混合不易察觉。若有肉眼可见黏液说明其量增多。小肠炎症时增多的黏液均匀地混于粪便之中；大肠病变时因粪便已逐渐形成，黏液不易与粪便混合；来自直肠的黏液则附着于粪便的表面，单纯黏液便的黏液无色透明，稍黏稠，脓性黏液便则呈黄白色不透明，见于各类肠炎、细菌性痢疾、阿米巴痢疾等。

(3) 脓性及脓血便

当肠道下段有病变，如痢疾、溃疡性结肠炎、局限性肠炎、结肠或直肠癌常表现为脓性及脓血便，脓或血的多少取决于炎症类型及其程度，阿米巴痢疾以血为主，血中带脓，呈暗红色稀果酱样；细菌性痢疾则以黏液及脓为主，脓中带血。

(4) 冻状便

肠易激综合征患者常在腹部绞痛后排出黏冻状、膜状或纽带状物，某些慢性菌痢病人也可排出冻状便。

(5) 鲜血便

直肠息肉、直肠癌、肛裂及痔疮等均可见鲜血便。痔疮时常在排便之后有鲜血滴落，而其他疾患则鲜血附着于粪便表面。

(6) 黑便及柏油样便

成形的黑色便称黑便，稀薄、黏稠、漆黑、发亮，形似柏油称柏油样便。见于消化道出血。

(7) 白陶土样便

见于各种原因引起的胆管阻塞，使进入肠道的胆红素减少，以致粪胆素相应减少。

（8）米泔样便

粪便呈白色淘米水样，内含有黏液片块，量大、稀水样，见于重症霍乱、副霍乱患者。

（9）细条状便

排出细条状或扁片状粪便，则可能患有直肠狭窄，多见于直肠癌。

（10）羊粪样便

粪便干结坚硬呈圆球状或羊粪状，有时粪球积成便条状便。常因习惯性便秘，粪便在结肠内停留过长、水分被过度吸收所致，多见于老年人及经产妇排便无力者。

胃液分析

（1）胃液一般性检查

1）正常参考值：正常胃液清晰无色，量为 10～100 毫升，平均 50 毫升，有轻度酸味，含少量黏液。

2）临床意义：包括色、量、味、黏液等项。

色：胆汁反流时胃液呈蓝色或草绿色；胃内新鲜出血的胃液呈鲜红色，陈旧出血的胃液是咖啡色。

量：胃液大于 100 毫升为增多，见于十二指肠溃疡、胃泌素瘤、幽门梗阻或胃蠕动功能减退；小于 10 毫升为减少，见于胃运动功能增强。

味：晚期胃癌胃液有恶臭味，小肠低位梗阻有粪臭味，尿毒症时有氨味。

黏液：黏液增多见于慢性胃炎。

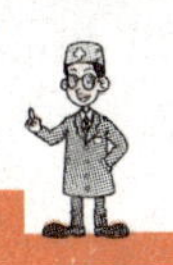

(2) 胃液潜血检查

正常胃酸不含血液。急性胃炎、消化性溃疡、胃癌时可有不同程度出血，潜血试验不正常；但食管擦伤、牙龈出血时，潜血试验也可不正常。

(3) 胃液乳酸测定

1）正常参考值：阴性。

2）临床意义：阳性见于胃癌、幽门梗阻、胃扩张。

(4) 胃液酸度测定

临床意义：胃酸分泌量测定包括总酸度、游离酸测定和基础胃酸排泌量（BAO）、最大胃酸排泌量（MAO）、高峰胃酸排泌量（PAO）的测定。

1）胃酸增高：见于十二指肠溃疡、复合溃疡。BAO、MAO 和 PAO 都增高，BAO >5 毫摩尔/时有诊断意义。PAO 为 15 毫摩尔/时提示有胃十二指肠溃疡；PAO >40 毫摩尔/时提示即将出血、梗阻或穿孔。

2）胃泌素瘤：见于 BAO >15 毫摩尔/时，PAO >30 毫摩尔/时，BAO/PAO >0.6。

3）胃酸减低：见于胃癌、萎缩性胃炎。

(5) pH 值测定

正常的 pH 值为 1.3 ~1.8。

低于 1.3 为酸度过高，见于胃十二指肠球部溃疡、卓艾综合征、幽门梗阻、慢性胆囊炎等疾病。

高于 1.9 为酸度过低，高于 4 为无酸症，见于胃癌、萎缩性胃炎、继发性缺铁性贫血、胃扩张、甲亢等疾病。

(6) 胃液显微镜检查

1）正常参考值：直接涂片法：胃液内无红细胞（RBC），有少量白细胞（WBC）和上皮细胞。

2）临床意义：胃灌洗液沉淀法可见到癌细胞，有利于诊断胃癌。肺结核病人可以从胃液中查找到结核瘤。

超声波检查

超声波检查即B超检查，是利用超声波的原理来进行疾病诊断的一种方法，由于超声波在通过不同的组织时能反射出不同波长的回波，根据反射回波的形态进行分析，就可以推断某种组织的异常变化。超声波检查无痛苦、无创伤、安全，并可多次重复使用，是一种对各类人群（包括孕妇与儿童）均适用的检查手段。

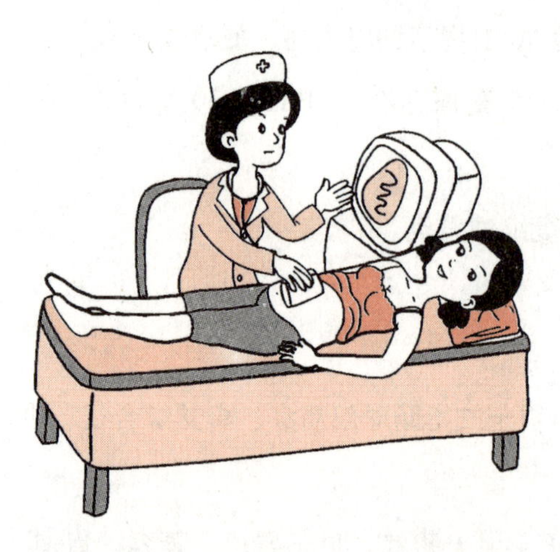

在胃肠病中，超声波检查一般用于肝、胆、胰腺等器官的诊断，如肝脓肿、肝囊肿、肝癌、胆结石、胆囊炎、胰腺炎和胰腺癌等；也可以观察腹胀病人腹中是否有腹水；肠道狭窄者是否有腹腔肿瘤的压迫等；但对胃肠道这类管道样器官的病变诊断价值不大。现在有的医院采用实时超声波法来检查胃，只能了解胃的排空情况，并不能观察胃黏膜的变化。

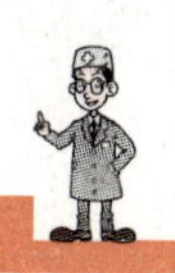

胃电图检查

胃的运动可以通过胃电图来体现。胃运动的基础是胃平滑肌的生物电活动，被记录下来的图形就是胃电图。当胃电节律异常时，会相应地出现胃的运动异常，如胃动过速或过缓或运动紊乱。通过胃电图的检查观察胃电节律的变化，可在一定程度上间接了解胃的运动情况。要注意的是，胃电图反映的只是胃的肌电节律，而且目前还没有研究可证明，胃电图能判断这种肌电节律是由于何种疾病产生的，因此，单纯用胃电图来确诊胃炎、胃溃疡等病症还为时过早。胃电图检查没有禁忌证，无损伤、无痛苦，可重复检查，价格较为低廉，在我国的基层医院已广泛开展。

胃镜检查的注意事项

（1）适应人群

凡有上腹部不适怀疑胃病，经过各种检查不能确诊者；X 线钡餐透视发现溃疡、肿物及其他病变不能明确性质者；急性胃出血及慢性原因不明的失血；各种胃病的随诊如胃炎，术后胃异物取出等。

（2）禁忌人群

急性咽炎、腐蚀性食管炎及胃炎；重症心脏病及肺病；精神病和不

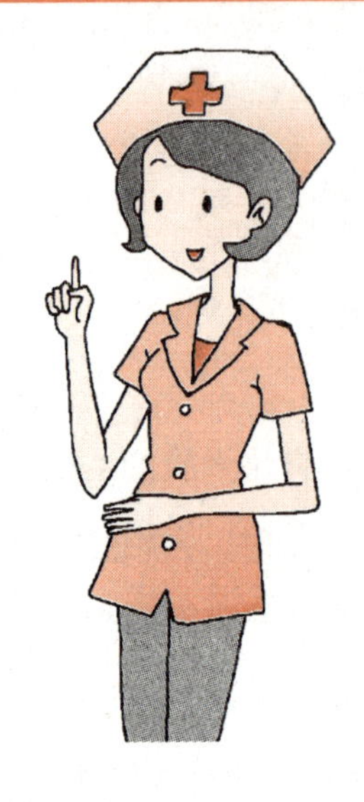

合作病人。

(3) 并发症

胃镜检查比较安全，但也有一定的并发症，严重并发症的发生率约为0.2%，主要包括吸入性肺炎、穿孔、出血、心律不齐等。

(4) 检查前注意事项

胃镜检查一般为上午进行，病人需空腹6小时以上，有胃潴留的病人需禁食补液1～3天或充分吸出胃内容物后方可检查；老年人尤其是有冠心病、高血压病、中风病史者常规测血压、作心电图等检查，需病情稳定后再行检查。术前15～30分钟咽喉部局部喷洒或口服麻醉药，以减轻术中的痛苦；术中病人应用口做腹式深呼吸，以减轻恶心呕吐等症状。

(5) 检查后注意事项

胃镜检查完毕，可用清水漱口，但不可咽下，防止局部麻醉后误吸入气管中，约1小时后试饮清水无呛咳症状，方可饮食，饮食应以清淡无刺激为主。如术后有腹痛加重等症状，应立即来院就诊，以排除可能引起的并发症。

血、尿淀粉酶测定

(1) 血、尿淀粉酶测定对诊断有什么意义

当某个患者出现上腹部疼痛并伴恶心、呕吐，到医院就诊时，医生

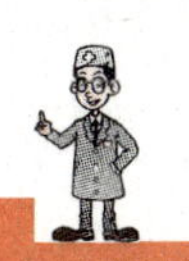

经常会要求患者做血淀粉酶、尿淀粉酶的测定，这是为什么呢？因为医生要弄明白患者患的是急性胰腺炎，还是急性胃炎或胆管疾病。

人体内的淀粉酶主要由胰腺分泌，血、尿粉酶是诊断胰腺炎的主要指标。正常情况下，胰淀粉酶通过胰管到达十二指肠，血和尿中胰淀粉酶含量很少；当发生胰腺炎时，淀粉酶大量进入血液和尿液中，使血、尿淀粉酶大幅上升。

（2）血、尿淀粉酶正常值是多少

血淀粉酶正常值不超过 64 单位，尿淀粉酶正常值不超过 32 单位。患急性胃炎时两项指标均正常；患胆囊疾病时两者都可以有轻度增高；但如果血淀粉酶超过 350 单位、尿淀粉酶超过 500 单位，则应高度怀疑胰腺炎。

胃肠道 X 线检查——钡剂造影

（1）什么是钡剂造影

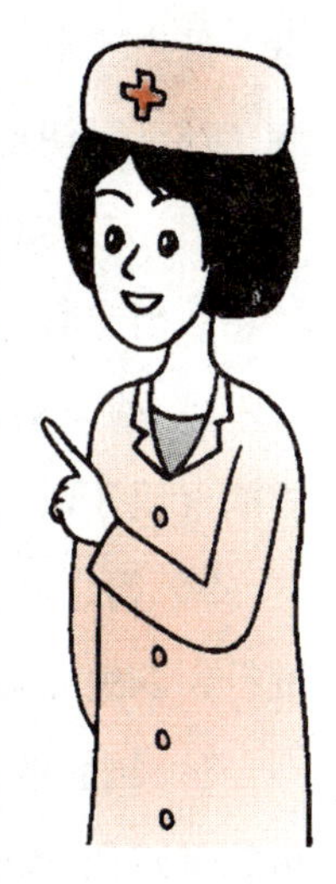

胃肠道是管道器官，由于管腔内和周围组织间密度差异不大，因而在 X 线下颜色深浅对比不太明显，图像不清楚，不易观察到病变。如果把一种叫做硫酸钡的物质灌入胃肠道，由于硫酸钡的密度较胃肠道周围组织的密度大很多，在 X 线下就可以比较清楚地呈现颜色深浅的对比，更好地显现胃肠道系统的功能及形态表现。这种方法就是钡剂造影，而造影用的硫酸钡就称为造影剂。硫酸钡价格低廉，进入胃肠道后，不能被吸收，随着胃肠道的蠕动，全部从结肠排出体外，所以没有任何副作用；而且口服的硫酸钡加有香料、糖精、胶粉等，不仅不难吃，味道还很不错，是当今应用最广的造影剂。

检查食管、胃、十二指肠、空肠和回肠时，让患者口服硫酸钡，称为上消化道造影；检查结肠及回盲部时，则将硫酸钡由肛门插管注入，称为结肠造影。

（2）钡剂造影对诊断有什么意义

应用钡剂造影可以观察到如下情况。

1）食管、胃、肠道是否通畅，有无狭窄或扩张。

2）胃肠道管壁是否光滑，有无凹陷或突起。

3）胃肠道的形状，黏膜皱襞的走形。

4）胃肠道的蠕动速度，幽门的开闭情况。

5）钡剂制成同样大小的颗粒与食物同时吞服，每间隔一定时间进行一次腹部摄片，通过观察钡剂颗粒在胃肠道中的移动位置，可以了解食物通过胃肠道的时间。

一般说来，食管癌、贲门失弛缓症、食管裂孔疝、胃溃疡、胃下垂、胃癌、十二指肠溃疡、克罗嗯病、肠结核、溃疡性结肠炎等多种疾病，都可以使用钡剂造影的方法来诊断。

（3）钡剂造影时应注意什么

钡剂造影时应注意以下事项。

1）检查前3天不要服含铁、钙等重金属的药物，也不要使用多潘立酮（吗丁啉）、山莨菪碱（654－2）等影响胃肠运动的药品。

2）胃、十二指肠、空肠、回肠的钡剂造影，一般应空腹12小时后进行，以免造影剂与食物液体混杂在一起，干扰检查。

3）结肠的造影要彻底清洁洗肠，使结肠内的所有大便排出体外，目的是避免大肠内存留的粪便影响检查效果。检查前，医生会给患者开

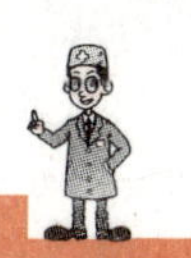

出清洁大肠的药方，务必要按照药方服用。

4）如果过去曾做过钡剂造影检查，应将检查结果带上，以便医生进行比较分析。

24小时食管pH值监测

24小时食管pH值监测是一种诊断胃食管反流的重要手段。检查时，将一电极安放在食管下括约肌上方，整个检查过程由一便携式装置完成，患者日常生活不受影响。24小时食管pH值监测装置具有较高的灵敏度和特异性，可以记录下24小时中胃及食管组织液pH值的变化，为医生诊断提供依据。

正常情况下，食管内应该没有盐酸存在，所以食管的pH值较胃的pH值高，一般应大于4.0。但是，即使是正常人，有时也难免会发生胃液往食管反流的情况，出现食管内pH值小于4.0的现象，只是这种现象持续的时间短，次数不多，不会对食管造成损害，人们也往往难以觉察。而患有反流性食管炎的患者感到有烧心、胸痛症状时，则是因为反流次数太多、持续时间也太长所致。24小时食管pH值监测可以观察24小时内食管pH值小于4.0的次数及持续时间，了解胃液往食管反流的程度，并可确定烧心、胸痛等症状与反流的关系。

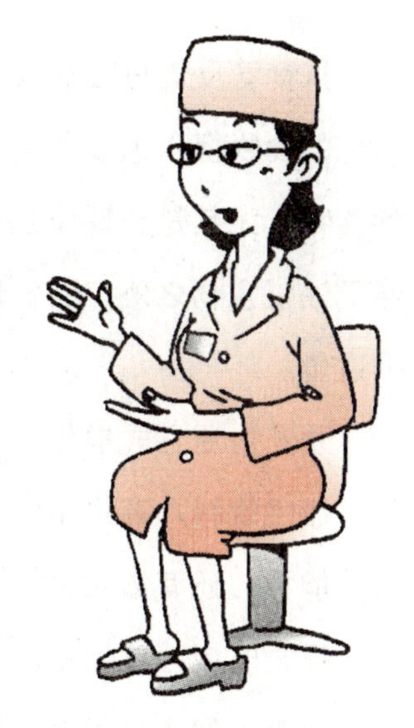

第五节 胃肠病的日常预防

胃食管反流病的预防

胃食管反流与饮食有关。油腻、高脂肪、高蛋白和粗纤维等不好消化的食物摄入过多是引发反流的一个重要诱因。吃油腻和难以消化的食物，尤其是长期吃这种食品，发生胃食管反流的可能性比较大。除了油腻食物之外，甜食也容易让人反酸、烧心，所以要尽量避免吃得过量。

改变生活方式是预防反酸、烧心的最好办法。摄入过多的酸性饮料、甜性饮料、高热量的食物及吃得过饱、吸烟、饮酒等都会降低屏障的能力，还有体位的问题，像饭后不要躺着、睡前2小时不要进食、睡觉时应让体位呈斜线、捡东西时应保持上身直立等都会避免胃食管反流的发生。另外，肥胖的人腹压会升高，也容易引起胃食管反流病。

1）尽量少吃高脂肪餐、巧克力、咖啡、糖果、红薯、土豆、芋头。

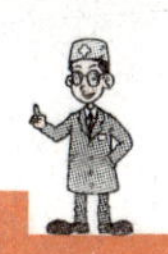

2）严格戒烟和停止饮酒。

3）少吃多餐，餐后不宜马上躺下，睡前 2～3 小时最好不要进食。

4）如果晚上容易反酸，最好在睡眠时把床头抬高 10～20 厘米。这些都会有所帮助的。

另外，心理因素也十分重要。心理因素对消化系统的影响也非常大，像焦虑、抑郁都会使消化系统出现不良反应，所以在紧张的时候注意缓解压力也同样重要。

急性胃炎的预防

（1）禁食过冷、过热、过于粗糙的食物

有些人并没有吃不洁变质的食物，而是因为狼吞虎咽地进食粗硬的食品或刚吃了热气腾腾的火锅，又吃下一盒冰激凌，使胃黏膜难以承受，引发了急性胃炎。

（2）饮食宜讲究卫生

不吃变味的食品，隔夜的食物一定要蒸煮消毒后再吃，因为细菌和病毒感染是引起急性胃炎的最常见的原因。很多人都有吃了搁置太久的饭食后发生腹部不适、恶心，甚至呕吐的经历，这就是因为饭食搁置太长时间后有细菌繁殖，吃进胃中即引起了急性胃炎。

（3）避免大剂量服用解热镇痛药

阿司匹林、布洛芬等解热镇痛药都有损坏胃黏膜的作用。有些患者因为某种病不得不服用大剂量的阿司匹林，这时应经常注意自己的大便情况，如发现黑便，要立即到医院检查。

（4）节制饮酒，不要饮过量的咖啡

这些物质都会损伤胃黏膜。急性单纯性胃炎要及时治疗，愈后要防止复发，以免转为慢性胃炎，久治不愈。

（5）加强锻炼，增强体质，使脾胃不易受伤

（6）保持情绪稳定，心情舒畅；慎起居，避风寒

慢性胃炎的预防

各种胃炎在胃镜下改变不一，临床症状不尽相同，治疗上也各有其特点。但是各种胃炎病人的生活保健却基本一致。那么应怎样注意生活保健，以预防胃炎的发生呢？

（1）注意适当的休息、锻炼，保持生活规律

生活不规律、工作过于劳累、精神高度紧张、睡眠不足，是慢性胃炎发生的重要原因。

（2）保持精神愉快，乐观

精神抑郁、低沉，顾虑重重，往往会引起或加重各类胃炎。大家都有这方面的生活经验，当发生争吵或同家人、同事闹别扭时，吃饭是不会香的，并常有腹胀感。平日要保持乐观，心情开朗舒畅，有克服困难的信心，注意劳逸结合，谨防神情抑郁。

（3）饮食卫生

患慢性胃炎时，要避免暴饮暴食、酗酒，要注意凉拌菜的卫生。存在上腹不适等症状时，要防止摄入有刺激性的食物，如生蒜、生大葱、芥末等，以免加重病情。养成细嚼慢咽的习惯，定时定量。

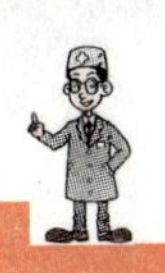

（4）自我按摩

是指用手掌在相应穴位的部位按摩。按摩是我国特有的传统保健方法，近代实验研究表明，按摩腹部，能促进胃肠蠕动和排空，使胃肠分泌腺功能增强，消化能力提高，并有解痉止痛作用。具体方法为，用手掌或掌根鱼际部在剑突与脐连线之中点部位做环形按摩，节律适中，轻重适度。每次 10 ~ 15 分钟，每日 1 ~ 2 次。

（5）做气功

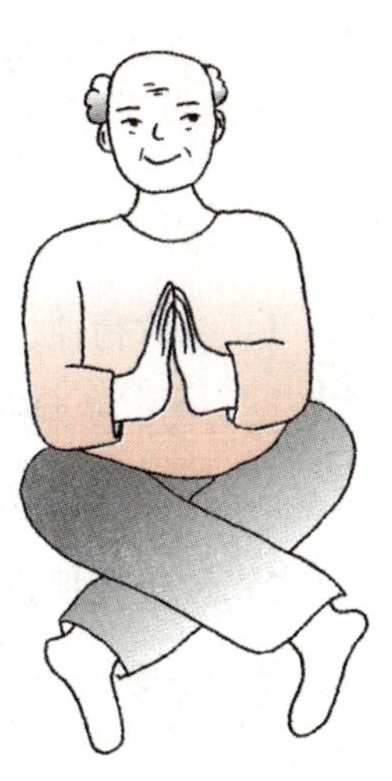

做气功是防治胃病的一种有效的保健方法。做气功有放松、安静的作用，可调节大脑皮层的功能状态，抑制兴奋灶。对因精神因素引起的胃炎效果最好。慢性胃炎患者，可练内养功或致松功。

只要出现腹泻的症状，奶制品通通不要吃，建议多吃苹果、草莓等维生素 C 含量较多的水果。另外辛辣、比较生硬的东西都要少吃，海鲜最好不要吃。

胃下垂的预防

1）要养成良好的饮食习惯，饮食定时定量，体瘦者应增加营养。

2）切勿暴饮暴食，宜少吃多餐；戒烟酒，禁肥甘、辛辣刺激之品，宜选择易消化、营养丰富的食品。

3）保持乐观情绪，勿暴怒，勿郁闷；要坚持治疗、食物调理和康复锻炼，要有战胜疾病的信心。

4）应积极参加体育锻炼，如散步、练气功、打太极拳等。

5）不要参加重体力劳动和剧烈活动，特别是进食后；饭后散步有助本病的康复。

消化性溃疡的预防

1）注意精神、情绪的调节，锻炼身体，增强体质。养成良好的生活饮食习惯，节制烟酒，避免刺激性药物、食物，注意生活规律，劳逸结合，避免各种诱发因素。

2）饮食有规律，切忌暴饮暴食、过饥过饱，以免增加胃的负担，引起出血、穿孔等不良后果。“少吃多餐”，可在餐间加吃些饼干和糕点。

3）选择合理的用药途径和方法，根据药物性能和药理特性，饭前、饭后用药不能颠倒，否则会引起吐酸、反胃甚至溃疡及出血。

4）避免进食粗糙食物，以免损伤胃黏膜而造成穿孔或出血。

5）避免饮醇类饮料，尤其是烈性酒，它可直接损伤胃黏膜，还会促使胃酸过多的分泌。

6）少饮咖啡、浓茶，它们会刺激胃酸分泌，对胃黏膜也有一定损伤。

7）不宜过多饮用豆乳等，因为此类食品较易引起胀气。

8）在医生指导下，正确服用各类药物。

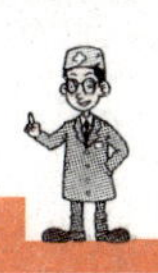

上消化道出血的预防

1）饮食有节律，讲究卫生，不暴饮暴食，防止引起消化性溃疡、肝炎、肝硬化或其他中毒性肝硬化等易造成出血的原发病。

2）若有溃疡、肝硬化、食管静脉曲张等疾病者更忌暴饮暴食及生硬、辛辣、油炸等刺激性食物。

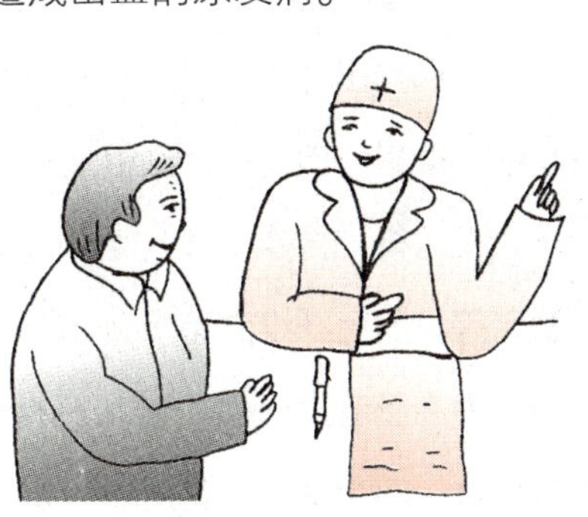

3）避免过度劳累、受寒。

4）禁止使用能导致消化道出血的药物，如激素、水杨酸钠制剂等，以免诱发上消化道出血。

幽门螺杆菌的预防

避免幽门螺杆菌感染重在预防，只要把住“口”这一大关，幽门螺杆菌就可能被拒之门外。在生活中应注意以下几点：

1）常洗手，每餐后漱口，勤刷牙，勿食被污染的食品。

2）实行分餐制。

3）蔬菜、水果清洗干净，尽量减少感染机会。

便秘的预防

(1) 饮食调节

首先要注意饮食的量，要有足够的量，才足以刺激肠蠕动，使粪便正常通行和排出体外；其次，应注意饮食的质，主食不要太精细，要多吃些粗粮、杂粮，因为粗、杂粮消化后残渣多，可以增加对肠管的刺激量，利于大便运行；再次，多吃含纤维素多的蔬菜，如多吃青菜、韭菜、芹菜、番芋等。因为纤维素不易被消化吸收，残渣量多，可增加肠管内容物的容积，提高肠管内压力，增加肠蠕动，有利于排便。多吃含脂肪多的食品，如核桃仁、花生米、花生油、菜籽油等，它们都有良好的通便作用。

(2) 多饮水

足量饮水，使肠道得到充足的水分有利于肠内容物的通过。特别是重体力劳动者，因出汗多，呼吸量大，水分消耗多，肠管内水分必然被大量吸收，所以想预防大便干燥就得多喝水。早饭前或起床后喝一杯水有轻度通便的作用。

(3) 养成良好的排便习惯

排便应定时，到一定的时间就要排便，如果经常拖延排便时间，破坏好的排便习惯，可使排便反射减弱，引起便秘，故不要人为控制排便感。经常易发生便秘者一定要注意把大便安排在合理时间，养成一种良好的排便习惯。

(4) 多运动

运动有利于缓解便秘，如散步、跑步、做深呼吸运动、练气功、打

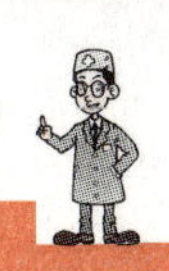

太极拳、转腰抬腿、参加文体活动和体力劳动等均可使胃肠活动加强、食欲增加，膈肌、腹肌、肛门肌得到锻炼，提高排便动力，预防便秘。经常劳动的农村老年人很少便秘，而懒于活动、养尊处优的城市老年人便秘者较多，就说明了这个道理。

腹泄的预防

慢性腹泻的患者应注意以下事项：

1）起居有常，饮食有节。慎防风寒湿等外邪侵袭，不吃不洁食物，忌烟少酒。

2）饮食以清淡、低脂、少渣、富营养、易消化食物为主。可适当多吃对消化有帮助的食物，如山楂、山药、莲子、茯苓、扁豆等。

3）忌食难消化或清肠、滑润的食物，如韭菜、菠菜、香蕉、鸭梨等。

4）腹泻次数多时要进食流质或半流质饮食，如米汤、稀米粥、淡盐汤等。

5）虚寒泻者可饮淡姜米汤以振奋脾阳，调和胃气。

6）要注意调畅情志，保持乐观心情，注意减少精神压力。

痢疾的预防

由手痢疾是一种经口传染的疾病，因此预防的关键是注意饮食卫生。

1）养成饭前、便后洗手的习惯。

2）防止食物被苍蝇叮咬，如被苍蝇叮咬，一定要加热消毒后才能食用。

3）家中有痢疾患者时，不要吃病人吃剩的饭菜，病人要有自己专用的碗筷。

4）生吃的瓜果要用洗洁精冲洗干净，切熟菜要有专用的砧板和刀，不要与切生菜的砧板、刀混用。

肠易激综合征的预防

由于本病的病因及临床表现因个体不同而存在较大的差异，故治疗时应针对患者病情采取相应的治疗方案。临床常用的治疗与预防方法如下：

（1）心理治疗

主要是找出引起本病的精神因素，解决患者存在的心理矛盾和情绪上的困扰，从而达到治疗的目的。患者要消除不必要的恐惧、疑虑，树立战胜疾病的信心。从一定意义上讲，应用心理疗法治疗本病比药物治疗更为重要，尤其是对有严重精神症状的患者，更应进行系统的心理治疗。

（2）饮食调节

1）腹泻为主者：饮食宜清淡、易消化，应食少渣、易消化、低脂肪、高蛋白食物，忌油腻、生冷食品，牛奶、核桃、芝麻或者一些滋补药品及易滑肠的食物，尽量少用。同时避免长期使用泻药。饮食要定时

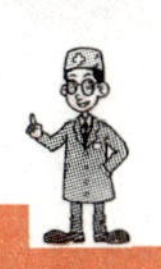

定量，不过饥过饱，养成良好的生活、工作习惯。

2）便秘为主者：应多食用富含膳食纤维的食品，如各种新鲜蔬菜、水果、笋类等。平时应多喝开水，适当服用一些有润肠通便作用的食物，如蜂蜜、芝麻、核桃、奶油等，在煮菜的时候多放一些食油。还可以适当吃一些富含B族维生素的食物，如豆类、粗粮、番薯、马铃薯等，避免喝烈酒、浓茶、咖啡，少吃韭菜、辣椒等刺激性食物，少吃荤腥厚味的食物，养成定时排便习惯。避免过食生冷及刺激性食物。

（3）药物治疗

本病的药物治疗应慎重，避免滥用药物。应当注意，对于部分患者，可能任何药物都无效。药物治疗以对症处理为主，根据腹痛、腹胀和排便情况调节每日的药物用量，便秘者尽量避免使用各种泻药。药物包括镇静剂、解痉药、抗胆碱能拮抗剂、胃肠动力药、双歧杆菌乳剂等。

（4）其他治疗

中医可舒调气机、辅以健脾助运，并配合针刺治疗。

此外，适当参加文体活动，积极锻炼身体，增强体质，可预防疾病；在腹部放置热水袋、按摩、进行日光浴和温水浴、做频谱等理疗将有一定作用。

溃疡性结肠炎的预防

以下总结出的预防此病的“六不宜”，将尽可能地减少此病的发生。

（1）不宜吃生冷、油腻、辛辣刺激性食物及吸烟喝酒

生冷食物指生冷瓜果、冷饮、冷菜冷饭；油腻食物指肥肉、油炸煎炙的食品；辛辣刺激性食物如辣椒、生葱、生姜、生蒜、生洋葱等食品。进食这些食物及吸烟喝酒会刺激结肠壁，使肠壁水肿、充血、平滑肌痉挛，引起本病复发或加重本病。

（2）不宜吃过敏性食物

由于人的体质不同，食物的过敏性感受也不同。牛奶、鸡蛋、花生、蟹类、蚕豆及一些昆虫食品等都具有致敏作用。由于此病的发生可能与过敏反应有关，所以还是尽量避免此类食物为好。

（3）不宜吃得过饱

暴饮暴食，吃得过饱，可导致肠胃功能紊乱，会使本病复发或加重。

（4）不宜腹部受凉

即使是夏天天气再热，也不要让腹部着凉，因为肠道遇冷刺激可产生痉挛，会引起本病发作或加重。

（5）不宜过度劳累

在过度劳累情况下，人体免疫功能和抗病能力下降，容易使本病发作或加重。

（6）不宜长期生气、郁闷、恼怒、忧思

因为这些不良的精神刺激，可使迷走神经过度兴奋，刺激肠蠕动增强、肠液分泌过剩，使肠黏膜屏障的保护性能下降而造成肠黏膜化脓和出血，形成溃疡性结肠炎。

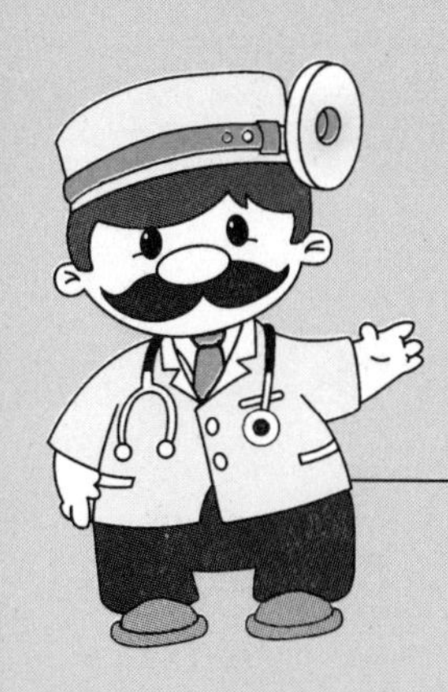

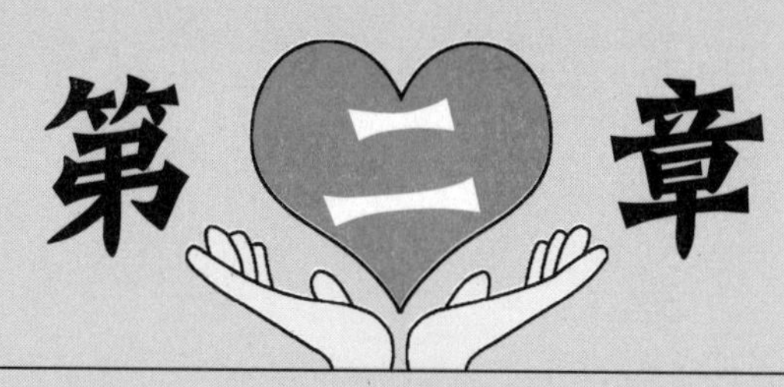

第二章 吃对食物养对病

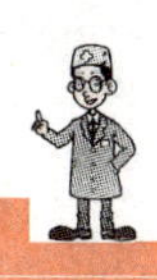

第一节 最宜养肠胃的主食

糯米

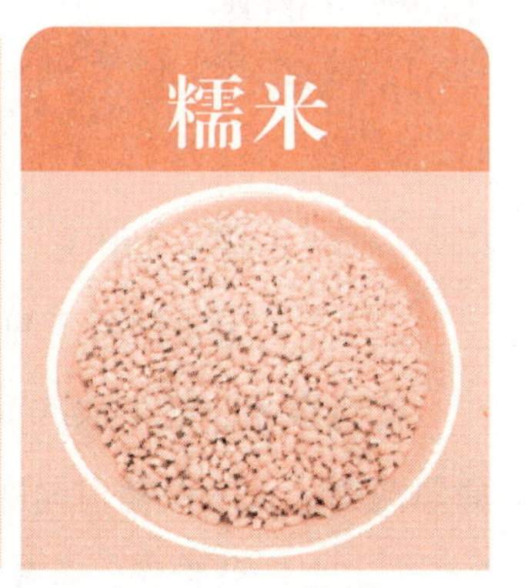

简 介

糯米俗称江米、元米，以南方多产，米粒大小与粳米相似，色白如雪，质地黏糯。糯米中含有较多的糊精，支链淀粉是其主要成分，黏性强、胀性小。

营养价值

糯米的营养成分与粳米相似，主要为淀粉，蛋白质比粳米高，脂肪亦略高于粳米，并含多种B族维生素、糖类，以及钙、磷、铁，均为人体所必需的营养素。糯米除煮粥、蒸甜饭、包粽子外，还有其特有的黏性，磨粉做汤圆及各种糕团，吃之味香软糯，可增进食欲。

糯米性温味甘，入脾、胃、肺经；能补中益气，暖胃温脾，益肺解毒。

食疗功效

糯米是一种温和的滋补品，有补虚、补血、健脾暖胃、止汗等作用，适用于脾胃虚寒所致的反胃、食欲减少、泄泻和气虚引起的盗汗、气短无力、妊娠小腹坠胀等症。

饮食宜忌

糯米黏性强、性温，多吃容易生痰，因此，有发热、咳嗽、痰稠现象的人，或有黄疸、泌尿系统感染以及胸闷、腹胀等症状的人不宜多食。

调养食谱

糯米红枣粥

【原料】糯米150克，红枣30克，白糖20克。

【做法】①将糯米洗淘干净，红枣洗净去核。

②将糯米、红枣放入锅内，加清水适量，置旺火上烧沸，改用文火煮熟成粥，加入白糖搅匀即成。

【功效】补脾胃，益气血。

百合糯米粥

【原料】百合60~90克，糯米100克，红糖25克。

【做法】将百合去尖洗净，与淘洗干净的糯米一起入锅，加水煮粥，待粥将熟时，调入红糖即成。日服1剂，分数次食用。

【功效】活血理气，和胃止痛。

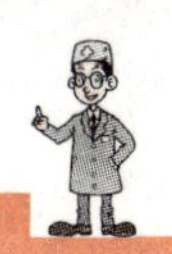

糯米卷

【原料】长糯米 300 克，春卷皮 8 张，姜 1 小块，青豆仁 50 克，素火腿 100 克，香菇 50 克，酱油 6 大匙，胡椒粉少许，味素 2 大匙。

【做法】①糯米、青豆仁洗干净，火腿、香菇、姜切成末，与春卷皮备用。

②糯米加适量水放入电锅煮熟。

③以 2 大匙油起油锅，放入火腿、香菇、姜末及青豆仁炒 1～2 分钟。

④加入糯米饭、调味料拌匀。

⑤用春卷皮一一将糯米饭包卷起来，再放入热油中炸至呈金黄色即可。

糯米蒸排骨

【原料】肋排，糯米，白菜叶一张，葱花适量，精盐、糖、酱油、料酒、姜、醋少许，鸡精少许，香油少许。

【做法】①肋排洗净斩一寸段块，放入调配好的腌料腌渍两小时左右，同时将糯米淘洗干净，加水也浸泡两个小时后沥干备用。

②取白菜叶一张，在沸水中烫一下，沥干，铺在盘子底部。

③将腌渍好的排骨放进糯米中滚一下，使排骨表面裹上一层糯米；均匀平铺在盘子里，周围也略撒一些糯米。

④上锅蒸一个半小时，取出撒上葱花即可。

糯米藕片

【原料】大莲藕 500 克，糯米 300 克，白糖、饴糖。

【做法】①将藕去皮，在藕的顶端切开两段，以便灌糯米。

②把糯米用水洗净，浸涨，然后将糯米灌入藕的大段中，盖上小段，用牙签刺牢，放入桶中加清水350克放入白糖、饴糖，用猛火烧开，然后用文火慢煮至藕熟起糖皮，然后切片装盘淋上糖浆即可。

黑米

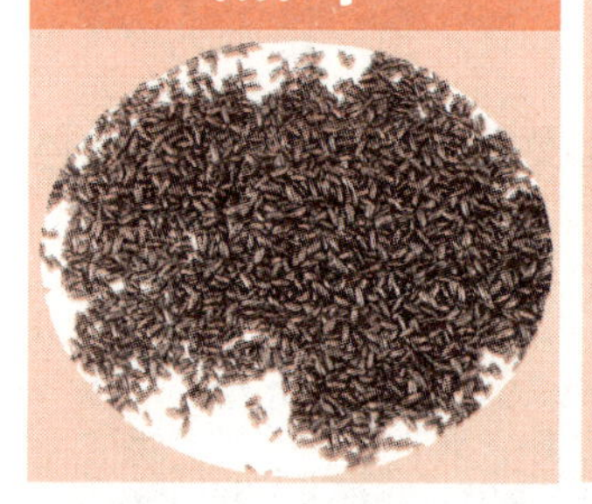

·简 介·

黑米又称补血米，因外表颜色墨黑而得名。黑米外表色泽乌黑，肉质色白，煮成粥为深棕色，软糯适口，味道香浓，并具有很好的滋补作用，是我国古代专供宫廷食用的贡米。

营养价值

黑米富含多种营养成分，其所含的锰、锌、铜等矿物质比大米高1～3倍。此外，黑米还含有大米中所缺乏的叶绿素、花青素、胡萝卜素及强心甙等特殊成分。

黑米味甘、性温，归脾、胃经；有益气补血、暖胃健脾、滋补肝肾、缩小便、止咳喘等作用。

食疗功效

黑米中所含的维生素C会吸收人体分泌的肾上腺皮质激素，进而缓解紧张情绪，降低胃溃疡发生的几率。

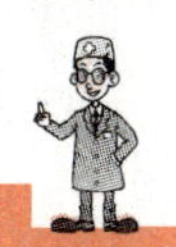

饮食宜忌

黑米的外部有一层较坚韧的种皮，不易煮烂，因此黑米应先浸泡一夜再煮。

没有被煮烂的黑米，其大量营养不能溶出，且很难被胃酸分解消化。多食后容易引起急性肠胃炎及消化不良。

调养食谱

黑米鸡肉粥

【原料】黑米 200 克，鸡肉 150 克，冬菇 50 克，精盐适量。

【做法】①将鸡肉、冬菇洗净切成丁；黑米洗净，浸泡备用。

②锅内加水，下入浸泡好的黑米烧沸。

③下入冬菇丁、鸡丁用小火熬至八成熟，再加入适量精盐继续熬至软烂即可。

【功效】滋阴补肾、健脾暖肝、补益脾胃。

瘦肉双丁黑米粥

【原料】猪瘦肉 80 克，红辣椒丁、芹菜丁各 10 克，黑米 100 克，精盐、料酒、味精、香油、胡椒粉各适量。

【做法】①黑米洗净，用水浸泡 6 小时，瘦肉洗净、切丁。

②油锅烧热，放入红辣椒丁、芹菜丁、瘦肉丁煸炒后，加入适量清水，加入黑米煮沸后改小火煮至米粒开花时，放入所有调料调味即可。

【功效】此粥具有利膈养胃、生津液、安神定志、补脾生血的功效。

八宝黑米粥

【原料】莲米、薏仁、芡实、桃仁、百合、蜜樱桃、瓜元、红枣各适量。

【做法】①薏仁、桃仁去皮切丁，瓜元切丁，红枣去核，莲米、薏仁、芡实、百合用水涨发待用。

②黑米用清水洗净，加少量紫糯米放入锅中，加清水烧沸，将八宝料放入，移小火上煮约两小时，煮时注意不时用勺搅动，以免煳锅，待质浓糯软时放入压碎的冰糖，糖溶化后装碗即成。

【功效】粥色紫黑，质软糯，味甜香。具有滋补食疗的作用，为一种营养食品。

黑米薏仁八宝稀饭

【原料】黑米、薏仁、糯米、粳米各50克，花生仁适量，红枣适量，无芯白莲适量，白芝麻适量。

【做法】①先将黑米、薏米、无芯白莲、红枣洗净，用水浸泡开。

②将它们入锅水先煮开，再放入糯米、粳米、花生仁、白芝麻煮开后改用小火煮至近黏稠状，盖好盖闷一段时间，即成美味黑米粥。

【功效】喜爱甜食者可放入蜂蜜，也可与菜同吃。此粥营养价值高，是四季进补的佳品。

黑米粽子

【原料】糯米500克，黑米100克，适量粽子叶。

【做法】①糯米要提前泡发24个小时，粽叶用清水洗净，黑米事先泡一下，把粽叶折叠成漏斗形状放入少许糯米。

②加入适量黑米，按顺序折成一个三角状，用绳子扎紧。包好的粽子，煮熟后放入冷水中浸泡一下捞出即可。

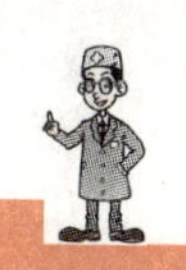

简 介

大麦，具坚果香味，碳水化合物含量较高，蛋白质、钙、磷含量中等，含少量B族维生素。因为大麦含谷蛋白量少，所以不能做多孔面包，可做不发酵食物，在北非及亚洲部分地区尤喜用大麦粉做麦片粥，大麦是这些地区的主要食物之一。

大麦

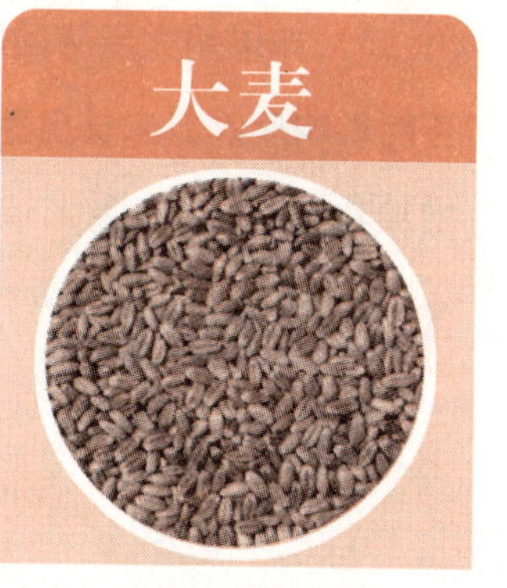

营养价值

大麦子粒含淀粉46%～66%，粗蛋白质11%，脂肪2%，纤维5%，灰分3%。大麦可制作麦芽，麦芽富含淀粉、糖类、多种氨基酸和淀粉酶，主要用以酿制啤酒，1千克优质大麦可产啤酒4～5千克，也可制麦芽糖和糊精。酒糟、饴糖渣等大麦加工副产物也富含蛋白质和维生素，是较好的饲料。

食疗功效

中医认为，大麦味甘、咸，性微寒，可健脾消食、止渴除烦，适用于食积不化，食欲不振，饱闷腹胀，身热烦渴，产后大便秘结、有滞胀满，妇女断乳或乳汁郁积引起的乳房胀痛者。

大麦能促进肠的规则蠕动，有改善消化和减轻便秘的功能，尤其适合中老年人食用。

饮食宜忌

1）妇女在怀孕期间和哺乳期内忌食大麦芽，因大麦芽可回乳或减少乳汁分泌。

2）不宜长期大量食用麦芽。脾胃虚者不宜食用麦芽。

3）如果用大麦芽回乳，必须注意：用量过小或萌芽过短者，均有可能影响疗效。未长出芽之大麦，服用后不但没有回乳的功效，反而可增加乳汁。

调养食谱

大麦葡萄粥

【原料】大麦仁200克，葡萄干、糙粳米、麦芽糖各100克，蜂蜜50克。

【做法】①大麦仁、葡萄干、糙粳米分别浸泡至涨发，然后淘洗干净。

②将上述处理好的用料一同入锅，加适量水，用旺火烧开，然后改用文火熬煮成稀粥，调入蜂蜜和麦芽糖即成。

【功效】适用于辅助治疗慢性胃炎伴腹胀便秘等。胃酸过多者不宜用。

大麦羊肉汤

【原料】羊肉1500克，大麦仁500克，草果5个，精盐适量。

【做法】①大麦仁用开水淘洗干净，放入汤锅内，加适量水，用武火烧沸，转文火煮熟成粥。

②羊肉洗净，与草果一同放入锅内，加适量水熬煮至熟透，然后将羊肉、草果捞起，汤中倒入大麦仁粥，改用文火熬至黏稠成大麦汤。

③煮熟的羊肉切小块，放入大麦汤内，加少许精盐调匀即可。

【功效】具有温中下气、暖脾胃、破冷气、去腹胀的功效，适用于脾胃虚寒腹胀、腹痛等症。

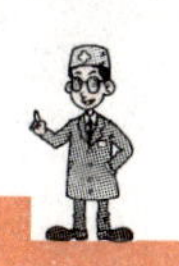

大麦香饭

【原料】大米100克，小米20克，大麦米20克，薏苡仁20克，燕麦20克，棒渣20克。

【做法】①这几种米中，大麦米、薏苡仁、棒渣要提前浸泡，使它们充分吸收水分，变得粉质，这样才能保证它们和大米在同一个时间出锅。将大麦米、薏苡仁、棒渣浸泡在水中。

②把大米、小米、燕麦，还有泡过一夜的大麦米、薏苡仁、棒渣倒入电饭锅中，放入适量清水，水的量为没过所有原料约2.5厘米，最后把饭蒸熟就可以了。

大麦浓汤面包盅

【原料】燕麦片50克，西芹10克，洋葱20克，奶油1大匙，杂粮面包1个，鸡粉1/4小匙，鸡高汤500毫升。

【做法】①西芹去粗纤维切小块；洋葱块去皮切小块，备用。

②热锅，放入奶油融化后，放入做法①的洋葱块、西芹块炒香。

③于做法②中加入燕麦片、鸡高汤，以小火熬煮约15分钟后放置冷却，再以果汁机打匀加入鸡粉调味备用。

④将杂粮面包切挖成面包碗，将做法③的浓汤盛入面包碗中即可。

糙米大麦粥

【原料】糙米50克，大麦60克，胡萝卜1根，菠菜2棵，精盐、牛肉粉、植物油、虾皮各适量。

【做法】①将糙米及大麦米淘净后，加油、精盐、水提前腌制，必须腌制8小时以上。

②将腌好的米及胡萝卜丝入锅大火烧开后转小火。

③熬制浓稠后加入菠菜。

④最后加入牛肉粉调味。

玉米

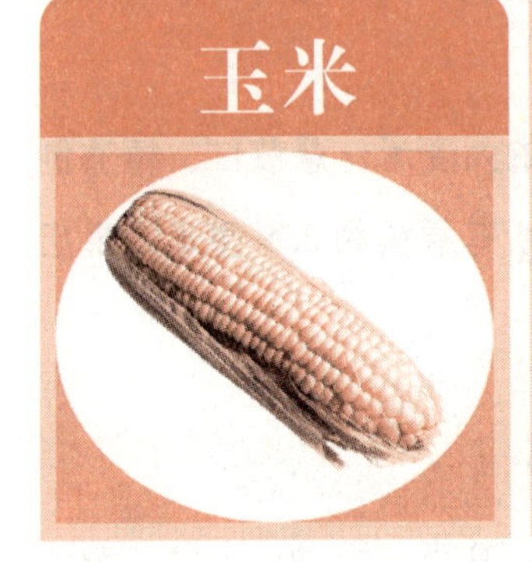

·简 介·

玉米又叫玉蜀黍、包米、包谷、珍珠米等。玉米与水稻、小麦并称为世界三大农作物，是全世界公认的“黄金作物”。

营养价值

玉米含有脂肪、卵磷脂、谷物醇、维生素E、B族维生素及胡萝卜素等多种重要的营养保健物质，其中，维生素的含量高于大米、小麦5～10倍。

玉米味甘，性平，入脾、肾经。具有调中健胃，利尿的功效。主治脾胃不健，食欲缺乏，饮食减少，水湿停滞，小便不利或水肿，高脂血症，冠心病等。

食疗功效

玉米内的玉米油、亚油酸、卵磷脂、维生素A和维生素E等均易为人体所吸收。长期食用玉米，有增强人的体力和耐力、刺激胃肠蠕动、加速粪便排泄的功效，可以预防便秘、肠炎、肠癌等疾病。

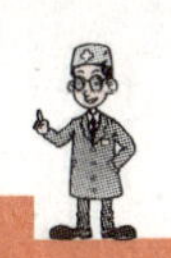

饮食宜忌

玉米一次不宜食用过多，否则容易导致胃胀气。

霉变的玉米含有黄曲霉素，有致癌的作用，应当禁止食用。

调养食谱

玉米瘦肉汤

【原料】玉米 100 克，猪瘦肉 400 克，胡萝卜 200 克，雪耳 30 克，鲜汤、精盐各适量。

【做法】①猪瘦肉洗净，切成块，飞水备用。

②玉米洗净切成小段；胡萝卜洗净切块；雪耳用水泡发，洗净撕成小朵。

③瓦煲内加适量鲜汤煮沸，放入猪瘦肉、玉米段、胡萝卜、雪耳旺火煮沸后改小火煲 2 小时，下精盐调味即可。

【功效】防癌、健脑、健脾养胃。

玉米排骨汤

【原料】黄玉米 200 克，猪肋排骨 500 克，水发香菇 25 克，油、酱油、料酒、精盐、香油、姜片各适量。

【做法】①将排骨斩件；水发香菇洗净；黄玉米去皮洗净，剁块。

②锅置火上，放清水烧沸，放入猪排骨煮约 3 分钟，焯去血水，捞出。

③起油锅，放入姜片炝锅，加上清水、猪排骨、香菇、玉米块旺火烧沸后用中火煮至肉熟玉米烂，加入酱油、料酒、精盐调好口味，淋上香油即成。

【功效】滋阴壮阳、益精补血、健脾开胃。

玉米粥

【原料】玉米粉 50 克，粳米 50 克。

【做法】①将玉米粉用适量的冷水调和，再将淘洗干净的粳米入锅，加水适量，用武火烧开。

②加入玉米粉，转用文火熬煮成稀粥。每日早、晚温热服用。

【功效】降脂降压。适用于动脉硬化、梗死、中风、高血脂症等。

三丁玉米

【原料】玉米粒 1 碗 200 克，青豆 40 克，泡开香菇 2 朵 20 克，胡萝卜丁 40 克，精盐 1/2 小匙，高汤 2 汤匙，糖 1/3 汤匙，淀粉水 1/3 汤匙，香油 1 小匙。

【做法】①将玉米粒、胡萝卜丁、青豆用开水汆烫。

②锅热加入 2 碗油烧到中温，将所有材料下锅拉油捞起。

③锅内留油 1 汤匙，倒入材料及调味料翻炒均匀加入淀粉水勾芡，淋上香油盛于盘上即成。

金玉满堂

【原料】罐装玉米（3 块钱一罐）、黄瓜、胡萝卜各半个。

【做法】①黄瓜、胡萝卜洗干净切丁。

②玉米罐头打开，把里面水倒掉，和黄瓜粒、胡萝卜粒放在一起待用。

③锅中倒水，水开后倒入待用的玉米粒，焯水一分钟就可以捞起来了。

④锅中放底油，油热放葱段，倒入焯过水的玉米粒、黄瓜粒和胡萝卜粒。

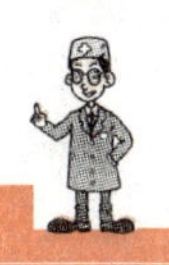

⑤加精盐、鸡精，大火翻炒 30 秒。

⑥少勾点芡就可以起锅了，简单快速。

红薯

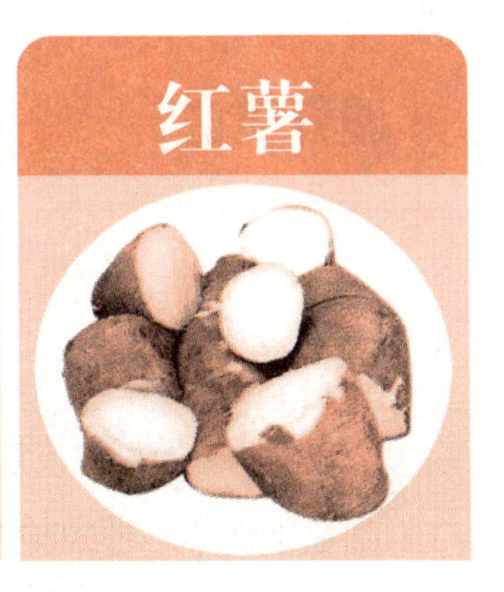

简 介

红薯又称番薯、金薯、土瓜、地瓜、红苕、白薯、山芋等，为旋花科一年生草本植物番薯的块根。块根有白色、黄色、淡紫红色等。我国各地均有栽培。

营养价值

红薯含有糖类、维生素 C、胡萝卜素、膳食纤维、B 族维生素、尼克酸、赖氨酸、亚油酸等。

红薯味甘，性平，入肝、脾经。具有补脾益气、宽肠通便、强壮肾阴、生津止渴（生用）的功效。

食疗功效

红薯所含的淀粉和纤维素能在肠道内吸收水分，增加粪便体积，不仅能够预防便秘，且可减少肠癌发生。另外，红薯是一种生理碱性食品，能与肉、蛋、米、面等所产生的酸性物质中和，调节体内的酸碱平衡，有益健康。

饮食宜忌

红薯腐烂后，腐烂处含有黑斑病毒，即使高温蒸煮、烘烤也不能使黑斑病毒受到破坏，人或动物食用后可致中毒，因此不要食用腐烂变质的红薯。

红薯含有气化酶，如果过量食用，会有烧心、吐酸水、胀肚的现象出现。

调养食谱

地瓜蒸饭

【原料】地瓜250克，糙米半碗。

【做法】①地瓜去皮洗净，切成细丝，备用。

②糙米洗净，连同地瓜丝一起放入容器中，加入适量水，再放入电锅中，隔水蒸熟后即可食用。

【功效】长期食用可健脾补气，改善身体虚弱症状，有助于通便、强身。

蜜枣红薯绿豆粥

【原料】蜜枣4颗，红薯150克，绿豆80克。

【做法】①将绿豆洗净，用水浸泡2小时；将红薯刷洗干净，带皮切成块状，备用。

②将绿豆放入锅中，加水熬煮至滚沸。再放进红薯块，一起熬煮至熟软成粥。

③把蜜枣切成碎块，撒在粥上，搅匀后，稍煮片刻即可。

【功效】具有促消化、润肠通便的作用。

红薯粉煮薰鱼

【原料】熏鱼400克，干红薯粉条100克，油1汤匙（15毫升），

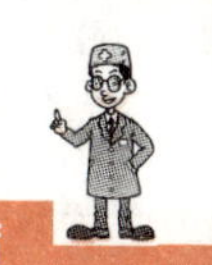

精盐5克，白胡椒粉5克，生抽2茶匙（10毫升），姜丝15克，蒜茸5克，小红尖椒5只（切碎），香葱段30克。

【做法】①红薯粉条用热水泡40分钟，至完全变软，沥干水分。

②熏鱼切成宽5厘米的小块。中火加热平底锅中的少许油，将熏鱼略煎后盛出。

③大火加热炒锅中的油，将小红尖椒碎、蒜茸和姜丝一起爆香，加入红薯粉同炒，调入精盐。

④加薰鱼同炒2分钟，加开水至可以淹没所有固体食物，大火煮沸后改小火慢炖15分钟。调入生抽和白胡椒粉，撒上香葱段即可。

煨薯粉丝球

【原料】薯粉丝球18扎，虾米100克，青蒜200克，半肥瘦猪肉400克，鱼露1汤匙，胡椒粉适量，上汤800毫升。

【做法】①虾米浸软，拣去杂质及壳，有沙的则撕去背肉洗净。半肥瘦猪肉洗净，剁成肉碎。青蒜去头洗净，蒜白切成蒜花片，蒜青切段。

②烧一锅滚水，收水放入薯粉丝球浸，5分钟后用筷子挑散，再浸5分钟，用手按，如果浸足水分便有松身弹手感觉，可以捞起备用。

③烧热锅，下点油先爆香蒜白，然后加入虾米爆香，再炒香猪肉碎。

④加入汤煮滚之后，加入青蒜和发透的薯粉丝，煮滚透之后加入鱼露和胡椒粉调味，煨至汁干即成。

薯粉鸡肉圆

【原料】红薯粉，鸡半只（红烧之类的肉制品都可以），姜片，大蒜，葱，鸡精，精盐。

【做法】①将鸡斩段洗净（不要焯水），锅里放少许油（鸡粘锅）。

倒入鸡块翻炒至水干油出，下姜丝、蒜片炒香。

②倒酱油翻炒，加精盐加水焖熟。

③红薯粉用容器装好加精盐和鸡精，水烧开（要很开很开的水）慢慢地倒入粉，不停地用筷子搅匀，直到粉没有干的和不出水最好。搅匀后用手和匀。

④锅里的鸡水不要烧干（看起来有一碗），沿着锅边贴捏扁的圆子。贴好后沿着圆子边淋上油以免粘锅。

⑤用盖盖好，中小火焖熟，中途用汤勺盛锅内的鸡汤淋在圆子面上。

⑥起锅时先将鸡肉装盘，然后锅里放鸡精和葱翻炒，关火。

[第二节] 最宜养肠胃的蔬果

番茄

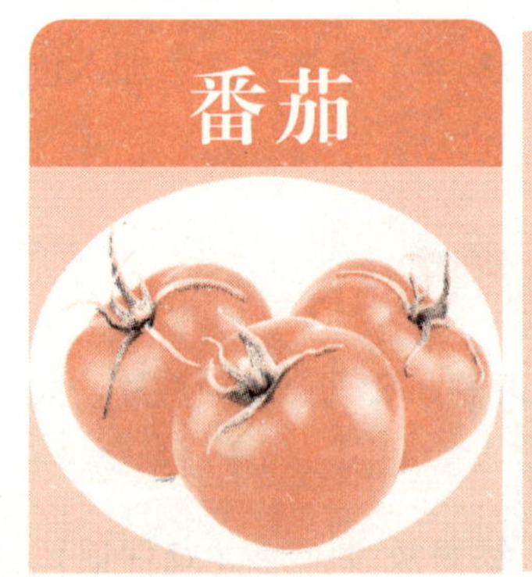

简介

番茄又名番柿、西红柿、洋柿子，属茄科一年或多年生草本植物的果实。我国广泛栽培，浆果扁圆或圆形，呈红、黄或粉红色，肉厚汁多，为夏秋佳蔬。

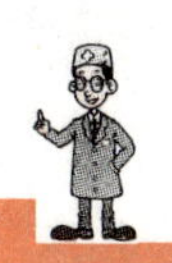

营养价值

番茄富含糖类、蛋白质、脂肪、维生素 B_1、维生素 B_2、维生素 C、纤维素及钙、磷、铁、锌等人体需要的成分。

番茄性微寒，味甘酸；能生津止渴，凉血养肝，清热解毒。主治高血压、坏血病，并能预防动脉硬化、肝脏病等。

食疗功效

番茄含的“番茄素”，有抑制细菌的作用；含的苹果酸、枸橼酸和碳水化合物，有助消化的功能。它所富含的维生素 A 原，在人体内转化为维生素 A，可以调节人体器官黏膜的代谢和分泌，避免器官发生干燥萎缩，进而降低胃疡及胃癌的发生率。

饮食宜忌

未成熟的番茄含有大量的番茄碱，有一定毒性，食后会出现恶心、头晕、呕吐、流涎及全身疲乏等症状，严重时还会危及生命，切勿食用。

进食番茄时应注意：避免空腹，由于番茄里含有大量的胶质、果酸、柿胶酚、可溶性收敛成分等物质，这些物质很容易与酸性物质起化学反应，生成不易溶解的块状物质，把胃的出口处堵住，使胃内压力升高而引起胃扩张，发生腹痛等症状。

调养食谱

番茄炒牛肉片

【原料】猪瘦肉、西红柿各 200 克，菜豆角 50 克，菜油、葱、姜、蒜末、精盐、味精、汤各适量。

【做法】①猪肉切成薄片，西红柿切成块。菜豆角去筋，洗净，切成段。

②炒锅放油，上火烧至七成热，下肉片、葱、姜、蒜末煸炒，待肉片发白时下西红柿、豆角、精盐略炒，加汤适量，稍焖煮片刻，起锅前加少许味精，搅匀即可。

【功效】健胃消食，补中益气，对于脾胃不和、食欲不振患者尤为适宜。

蚬肉番茄汤

【原料】番茄100克，蚬子300克，植物油、番茄酱、清汤、大葱、香菜、精盐各适量。

【做法】①将蚬子外壳洗净，放沸水锅内焯至外壳张开，捞出。

②剥壳取蚬肉，再用清水洗净；番茄洗净，切片；大葱洗净，切丝；香菜洗净，切段。

③起油锅，倒入番茄酱煸炒片刻，加入清汤、精盐和番茄片煮3分钟，加入蚬子肉稍煮，撒上葱丝和香菜段，出锅盛在汤碗里即可。

【功效】健胃消食、清热解毒、补血养血、增进食欲。

番茄炒鸡蛋

【原料】熟透番茄2～3个，鸡蛋2～3只，花椒、大蒜、大葱适量；精盐、糖、食用油、料酒少许。

【做法】①西红柿去蒂，切成厚片，切熟透的西红柿很容易流汁，可以将皮朝下，横断面朝上，这样下刀就好切多了。

②鸡蛋打散，切好葱花、蒜片备用。锅烧热，放入鸡蛋，旺火炒，至表面为金黄色，盛出备用。

③再加少量油，放入花椒，炸成黑色捞出，炝入葱花、蒜片，炒出

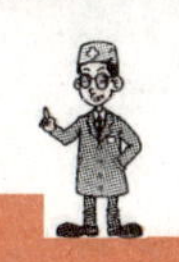

香味儿后放入西红柿，炒几下，加一点料酒一点精盐，炒到西红柿皮都脱开，汤汁黏稠时，加入一点糖和足够调味的精盐，加入鸡蛋。翻炒片刻滴几滴麻油即可出锅，点缀香菜或香葱装盘。

番茄猪肝汤

【原料】西红柿2个，猪肝300克。

【做法】①猪肝切片，用点醋抓几下，用水冲洗干净。西红柿切片。

②锅中放点底油，油热后将葱段、姜片爆香一下，然后倒入冷水。

③放入西红柿，等水开后再烧2分钟，等西红柿比较烂的时候加入猪肝。

④加些精盐、鸡精和香菜或葱花就可出锅了。

番茄烧茄子

【原料】茄子两根，西红柿两个。葱花、姜丝各少许，糖1汤匙，蚝油1.5汤匙，生抽1茶匙。

【做法】①茄子洗净，切成条。西红柿洗净，去皮，切成细块。

②油锅倒入足量油烧至五六成热，下入茄子条，炸至软身，捞出沥油，并轻轻挤压出多余油分，再放在厨房纸上吸去多余油分。

③炒锅倒适量油，放入葱姜炒香后，放入西红柿块、生抽、糖翻炒成糊，加入茄子条翻炒一分钟。

④最后加入蚝油，翻炒均匀入味即可出锅。

番茄土豆

【原料】土豆150克，小番茄100克，洋葱、青椒各50克，油750克（约耗50克），番茄酱1大匙，白糖、醋各1/2大匙，精盐1/3小匀，淀粉适量。

【做法】①土豆洗净去皮，切成1厘米厚的半圆片，下入七成热油中炸透，呈金黄色时捞出，沥净油；小番茄、洋葱、青椒均切片备用。

②炒锅上火烧热，加适量底油，放入番茄酱、白糖、醋、精盐，添少许汤，炒成甜酸适口的番茄汁，再放洋葱、番茄片、土豆片、青椒翻炒均匀，用水淀粉勾芡，淋明油，出锅装盘即可。

白菜

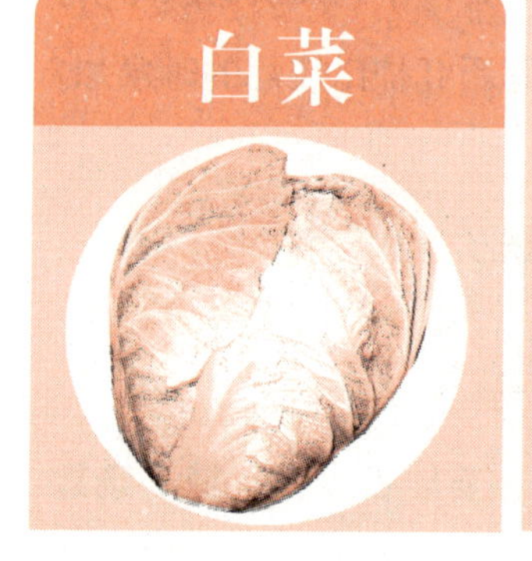

简介

白菜又叫大白菜、黄芽白菜。白菜具有适应性强、产量大、耐贮存、食用方法多、口感好等优点，因此在我国居民日常饮食中占有不可替代的地位。

营养价值

白菜含有丰富的蛋白质和碳水化合物，同时，它还富含维生素 B_1、维生素 B_2、维生素 B_3、维生素C、膳食纤维、脂肪、钙、钠、锌等多种营养成分。白菜所含的钙和维生素C比苹果和梨还高；所含的锌不但在蔬菜中遥遥领先，甚至高过肉类和蛋类。

白菜含有的丰富维生素C可以降低胃溃疡的发生率，其纤维柔化，容易消化，可以促进肠胃蠕动，帮助消化。白菜中所含的果胶，不仅可以帮助人体排除多余的胆固醇，还可以保护胃肠道黏膜，促进溃疡处愈合，对胃溃疡患者是很好的调养食物。

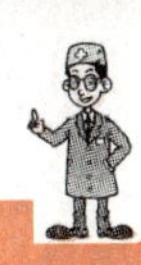

食疗功效

大白菜味甘，性平、微寒，归肠、胃经，有解热除烦、通利肠胃、养胃生津、利尿通便、清热解毒的作用。

饮食宜忌

烹调白菜时不宜多次淘洗和浸汤后挤汁，以免造成营养成分大量流失。

白菜腐烂后会产生大量的硝酸盐。在细菌的作用下，可转化成亚硝酸盐，这种物质会使人体血液失去载氧能力，从而导致食物中毒，因此不可食用。

调养食谱

糖醋白菜

【原料】白菜100克，辣椒50克，醋50毫升，精盐、白糖、生姜各适量，香油少许。

【做法】①将白菜嫩心洗净切条，加少许精盐腌渍，待菜心出水后，用清水漂洗掉盐分，再用布挤出水分。

②辣椒切细丝，均匀撒在白菜心上，把白糖、醋、酱油放入碗内，搅拌后倒在菜心上。

③锅内放少许香油烧热，将1个辣椒炸成老黄色，然后将油浇在白菜心上，加盖使香味渗透到菜条内，拌匀即可食用。

【功效】开胃消食。适宜于消化不良、腹胀、食欲不振者食用。

三色蒸宝丝

【原料】大白菜300克，鸡腿菇80克，木耳20克，火腿30克，精盐、生抽王、麻油、蒜头各适量。

【做法】①大白菜取梗洗净，切成粗丝；鸡腿菇洗净切粗丝；木耳泡发后洗净切丝；火腿切片；蒜头拍成蓉。

②锅内烧水，放入白菜梗略烫，捞起，同鸡腿菇、木耳、火腿及蒜蓉放在盘内，加入精盐、生抽王、麻油拌匀。

③上笼蒸约6分钟即可。

【功效】养胃生津、清胃涤肠、助消化、利尿通便。

西式焖酸白菜

【原料】净白菜500克，净洋葱100克，净熟土豆100克，醋精10克，白糖25克，香叶1片，茴香籽5克，精盐10克，植物油100克，鸡清汤250克（见本鲜味型）。

【做法】①将白菜、洋葱切丝，土豆用消过毒的搅肉机绞成泥。将白菜丝撒精盐拌匀，腌30分钟，挤尽水分。

②锅炙好，下油烧至五成热，下入洋葱丝炒至微黄，再下入白菜丝翻炒至半熟，下入清汤、香叶、茴香籽烧开，盖上盖，改用中火焖至熟，下入糖、醋精调匀，下入土豆泥调匀浓度，烧至起泡盛入盘中。

湘式酸泡菜

【原料】胡萝卜250克，白萝卜250克，绿豆角250克，黄瓜250克，白菜500克，黄醋50克，白糖50克，白酒100克，精盐150克，花椒5克，温开水2500克。

【做法】①将主料择洗干净，切条、块，晾干表面水分。

②将泡菜坛消毒、洗净、擦干（使之无油污），下入温开水及调料，下入加工好的主料，密封浸泡3～5天即成酸泡菜。

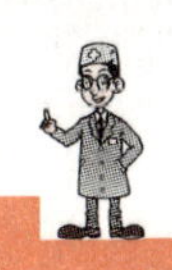

白菜炖粉条

【原料】白菜，肉片（用酱油腌渍）。油，葱，姜，蒜，干红辣椒，芝麻酱，鸡精，精盐。

【做法】①锅内烧油，热后放入葱、姜、蒜、辣椒爆炒，放肉片炒至七成熟。

②白菜下锅，翻炒片刻，加水、粉条、豆腐，盖锅盖，中小火焖15～20分钟。

③粉条变软，白菜见熟时，放芝麻酱翻炒，盖上锅盖稍焖，加鸡精、精盐即可。

韭菜

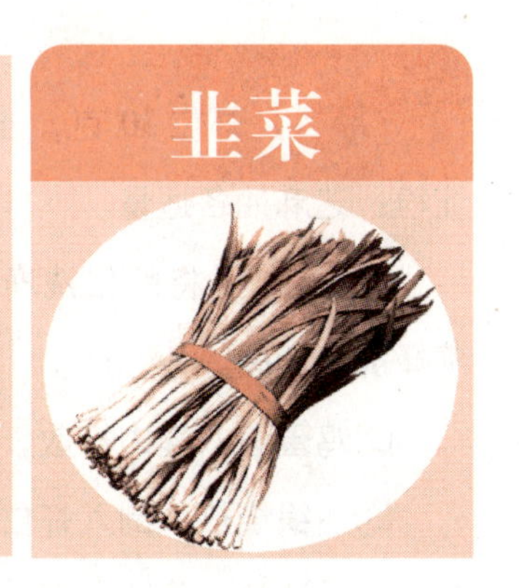

简 介

韭菜又称草钟乳、起阳草或壮阳草，为百合科草本植物韭的叶及鳞茎。我国多数地区栽培，一般在春、夏摘取，去掉根部，洗净切段用。

营养价值

韭菜含有蛋白质、脂肪、膳食纤维、维生素 B_1、维生素 B_2、维生素C、胡萝卜素、抗生素、镁、硒、铜等。其中，维生素C的含量为番茄的4倍，胡萝卜素的含量比胡萝卜还高。

韭菜中的膳食纤维可以增加食物的黏稠度，减少胃酸的分泌，还能中和胃酸，并有加速胃排空的作用；韭菜中富含的维生素A还可以调节胃黏膜的代谢及分泌，避免器官发生干燥萎缩的问题。

食疗功效

韭菜味辛，性温，入肝、胃、肾经；有温中开胃、降低血压、行气活血、补肾助阳、散瘀的功效。

饮食宜忌

韭菜也有美中不足之处，正如李时珍所说：“春食则香，夏食则臭，多食则神昏目眩，酒后尤忌。”凡胃虚内热，消化不良者，不宜食用。

调养食谱

虾仁炒韭菜

【原料】虾仁30克，韭菜250克，鸡蛋1个，精盐、酱油、菜油、淀粉、芝麻油各适量。

【做法】①将虾仁洗净，浸入水中约20分钟发涨，捞出沥干，韭菜择洗净切段。

②鸡蛋磕入碗内打散，加入淀粉和麻油调成蛋糊，倒入虾仁拌匀。

③油锅烧热，倒入虾仁煸炒，待蛋糊凝结后，放入韭菜一起煸炒至熟，加入精盐、酱油，调味炒匀即成。佐餐食用。

【功效】补肾壮阳，下气通肠。适宜于阳虚便秘者食用，阴虚火旺者忌用。

豆芽韭菜炒蘑菇

【原料】黄豆芽100克，韭菜50克，蘑菇60克，精盐、味精各适量，醋少许。

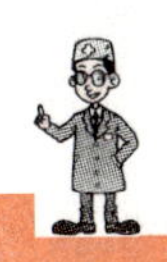

【做法】将韭菜洗净后切段，先入油锅炒韭菜、黄豆芽，放入精盐、味精，加入蘑菇，翻炒后倒入米醋，炒熟即可。佐餐食用。

【功效】健胃消食、润肠通便。适宜于食欲不振、肠燥便秘者食用。

韭菜豆渣饼

【原料】豆渣 50 克，玉米面适量，韭菜 50 克，鸡蛋 1 个，精盐、香油。

【做法】①豆渣放入玉米面中，混合均匀。

②鸡蛋打入豆渣玉米面混合均匀。

③韭菜洗净切碎，倒入面中，调入精盐和香油。

④材料混合均匀，能够成团即可。

⑤取一些面团，团成圆形，略压成小饼状。

⑥平底锅中倒少许油，放入小饼小火煎。

⑦一面煎金黄后，翻面，至两面都成金黄色即可。

韭菜鲜肉包

【原料】猪后腿肉、扇贝丁、韭菜、白菜、姜末、生抽、胡椒粉、油、精盐、味精、香油。面粉 300 克，牛奶 170 克，酵母 2 ~ 3 克。

【做法】①面粉和酵母混合均匀，加牛奶，揉成光滑柔软的面团，覆盖好，放温暖处进行发酵。

②猪后腿肉剁碎（留一些小碎粒状，不要剁成肉糜），倒入适量生抽，放姜末、胡椒粉，搅拌均匀。

③新鲜扇贝丁（冷冻提前化开）洗净，略切碎。加入肉馅儿中拌匀，再倒入炒菜量的油，搅拌均匀，腌制 20 分钟以上。

④大白菜叶洗净，沥干，切 1 厘米见方，撒上适量精盐，用手拌和，杀一下水分，静置 5 ~ 10 分钟。

⑤将发酵至两倍大的面团取出，再次充分揉面，排出内部气体，滚圆后扣上盆，饧一会儿。

⑥用手攥挤掉白菜叶的水分，加入肉馅儿中。将择洗干净的韭菜，切成约 1 厘米长，加入肉馅儿中。

⑦将馅儿中调入精盐、香油、少许味精，搅拌均匀。

⑧将面团揉成长条，分切小剂子，擀圆，包入馅儿，包成包子状。

⑨铺垫好放入蒸屉，盖上盖子，最后饧发 20 分钟。

⑩开火蒸，大火蒸至上汽后，转中火蒸 10 ~ 12 分钟即可。关火，5 分钟后再开锅。

韭菜花炒鸡蛋

【原料】韭菜花半袋，鸡蛋 2 ~ 3 个，料酒 15 毫升，清水 20 毫升，白糖 5 克，香葱少许。

【做法】①先将鸡蛋打散成蛋液，然后将韭菜花稍稍切碎，保留汤汁。

②油锅加热到 5 成热时，在蛋液中加入料酒和清水拌匀，然后下锅，直到蛋液开始凝固。

③倒入韭菜花，放入白糖拌炒至蛋液完全凝固。

④最后可以根据自己的口味加入适量精盐调味，撒上香葱即可。

韭菜炒粉丝

【原料】韭菜 300 克，粉丝 150 克，辣椒 5 个。

【做法】韭菜洗干净切段，粉丝用温水泡软，剪短，炒锅倒油烧热，加干红辣椒，倒入韭菜大火翻炒韭菜炒到八成熟，倒入粉丝，加精盐炒几下就可以。

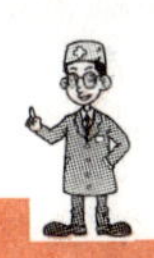

菠菜

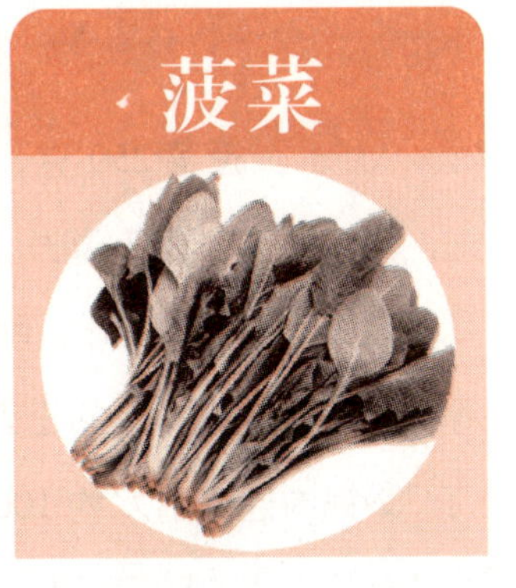

简 介

菠菜又叫波斯菜、赤根菜、鹦鹉菜等。菠菜由于适应性强、生长期短、营养价值高，已成为人们餐桌上的常见菜。

营养价值

菠菜含有丰富的营养成分，如蛋白质、脂肪、糖类、粗纤维、钙、磷、铁、胡萝卜素、多种维生素及烟酸、草酸、氟、芸香甙，以及大量生育酚、核黄素、菠菜甾醇。

菠菜性凉，味甘，入大肠、小肠经；能润燥滑肠，清热除烦，生津止渴，养肝明目，宽肠胃，通便秘。

食疗功效

菠菜中所含的酶可促进胃和胰腺的分泌消化功能，具有润肠导便的作用；所含的大量膳食纤维，可促进肠道蠕动，防治便秘。

饮食宜忌

菠菜中含有丰富的草酸，易与其他蔬菜中的钙结合，形成草酸钙，影响人体对钙的吸收，故应在开水中略焯后再烹制食用。

调养食谱

姜汁菠菜

【原料】菠菜250克，生姜25克，精盐3克，酱油15克，麻油3克，味精1克，醋1毫升，花椒油1克。

【做法】①择去叶，削去须根保留红头，再折成6厘米的长段，用清水反复淘洗干净，捞出沥去水待用。生姜洗净后捣汁待用。

②锅内注入清水约1000毫升，烧沸后倒入菠菜略焯，约2分钟即可捞出沥去水，晾凉待用。

③将姜汁和其他调料拌入菠菜，拌匀后，即可食用。

【功效】通肠胃、生津血。适宜于肠燥便秘者，也可供老年便秘、习惯性便秘者食用。

菠菜粥

【原料】菠菜250克，粳米100克。

【做法】①将鲜菠菜择洗干净，放入沸水锅内略焯2分钟，捞出后切末。

②把粳米淘洗干净，放入锅中，加适量水烧沸。

③把菠菜放入米锅中，用小火熬熟即成。

【功效】止渴润肠、养血止血。

姜汁菠菜

【原料】菠菜400克，姜40克，香油1大匙（15毫升），酱油1大匙（15毫升），醋1.5大匙（20毫升），鸡精少许，精盐适量。

【做法】①姜用工具擦成姜茸。将姜提前放进冰箱冷冻室中再擦姜

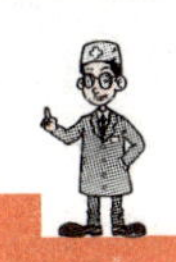

茸会比较容易。

②菠菜去根部，淘洗干净，切成5厘米左右长的段，在沸水中放入少许精盐和油，将菠菜放入滚水中。

③焯烫片刻后，将菠菜捞出放入冰水中浸泡片刻，捞起沥干待用。

④用手将菠菜中的水分稍稍攥干，放入大碗中。

⑤用姜泥和调料将菠菜拌匀，用一个直筒的矮杯子将拌好的菠菜装进去，压紧，然后迅速倒扣过来，用姜茸和辣椒以及适量芝麻装饰即可。

菠菜卷

【原料】菠菜、圆生菜各200克（用卷心菜也可以，只是卷心菜不太容易撕下完整的叶子），精盐、鸡粉、海鲜酱油、醋、香油、蒜茸各适量（这些调料主要用于最后的调味汁）。

【做法】①先将菠菜整棵洗净；生菜撕下两三片叶子就可以了，洗净备用。

②将洗好的菠菜和生菜，分别下入开水锅中烫熟，然后取出过凉，挤干水分。焯烫蔬菜的时候别忘了在锅中加些精盐，这个过程要小心地处理生菜叶，以利于后面的操作。

③将菠菜几棵一束整齐地铺放在生菜叶上，卷紧成筒状，切成大小一致的段就可以装盘了。

④用精盐、鸡粉、海鲜酱油、醋、香油、蒜茸做个蘸汁即可。

京酱菠菜

【原料】菠菜200克，鸡蛋2个，里脊肉150克，豆腐皮100克。甜面酱、蚝油、糖、葱花各适量。

【做法】①里脊肉切丝，用少许水淀粉抓匀。

②菠菜清洗干净，沸水中加入适量精盐，下入菠菜，焯 1 分钟至熟，捞出浸入凉水中过凉，捞出，挤干水分，切除根部，切成段。

③鸡蛋打散，下入锅中摊成蛋皮，取出切成丝。

④豆腐皮切成方形，上锅大火蒸 5 分钟。

⑤热锅凉油，下入里脊肉丝，划散断生后盛出。

⑥另起锅，倒油，油热后小火炒香葱花，将甜面酱和蚝油混合倒入，小火翻炒均匀，倒入肉丝，转大火并根据口味调入适量糖，待酱汁裹满肉丝后关火出锅。

⑦用豆腐皮包着菠菜、蛋丝和酱肉丝一起食用。

菜花

简 介

菜花又名花椰菜、花菜，为十字花科一年或两年生草本。是甘蓝的一个变种，以温暖的南方栽培较多。以花球完整紧密、表面无绽裂、色淡洁白、新鲜脆嫩者为佳。

营养价值

菜花含有蛋白质、碳水化合物、脂肪、维生素 C、维生素 K、胡萝卜素、磷、钙等成分。其中维生素 C 的含量尤为丰富，约是大白菜含量的 4 倍，西红柿含量的 8 倍。菜花由于营养价值高，价格不贵，故有“穷人医生”的美誉。

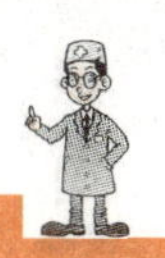

食疗功效

菜花含有较多的维生素 A、维生素 B_1、维生素 B_2、维生素 C 以及钙、磷、铁等矿物质，特别是维生素 C 的含量相当于甘蓝的 2 倍、大白菜的 4 倍、番茄的 8 倍、苹果的 20 倍以上，丰富的维生素 C 可以降低胃溃疡的发生率；纤维柔化，容易消化，可以促进肠胃蠕动，帮助消化；维生素 A 可保护伤口、促进黏膜愈合。胃壁黏膜如果没有保护好，就可能导致胃壁干燥萎缩，甚至罹患胃溃疡。维生素 B_1 及维生素 B_2 可维持神经系统正常运作及促进细胞再生，避免消化不良或食欲不振，从而起到养胃、护胃的作用。

另外，菜花含有抗氧化、防癌症的微量元素，长期食用可以减少乳腺癌、直肠癌及胃癌等癌症的发病几率。据美国癌症协会的报道，在众多的蔬菜水果中，菜花、大白菜的抗癌效果最好。

饮食宜忌

在烹调菜花前，先将其放入精盐水中浸泡 10 分钟，可有效地清除菜虫及残留的农药。

在烹调菜花时，加入一些大蒜、胡椒、小茴香等辛辣调料，可以大大减少食后胀气，并可增进食欲，帮助消化。

调养食谱

香炒蛋花

【原料】菜花 250 克，鸡蛋 2 个，植物油、黄酒、鲜汤、白砂糖、精盐、葱花、酱油各适量。

【做法】①菜花掰成小朵，洗净，入沸水锅中焯熟，捞起控干水；鸡蛋磕入碗中，加精盐、黄酒、少许酱油搅匀。

②炒锅上火，放油烧热，下鸡蛋液炒至凝固，捞出待用。

③另起油锅烧热，下入菜花，加入鸡蛋、白砂糖、鲜汤，烧沸片刻，收汁，撒葱花即成。

【功效】解热除烦、通利肠胃、养胃生津。

鸡汁茄菜花

【原料】菜花 500 克，番茄酱、鸡汤、精盐各适量。

【做法】菜花掰成合适的小朵，放入开水中汆烫 2 分钟后，捞起沥干水分；锅里加入少许橄榄油，倒入适量番茄酱小火炒香；倒入适量鸡汤煮沸，加少许精盐调味，加入沥干水的菜花，小火煮一会儿转中火吸汁即可。

茄汁烩菜花

【原料】菜花半个、番茄酱（可以用新鲜番茄代替）、白糖、精盐、鸡精、白胡椒。

【做法】①菜花洗净后，用精盐水浸泡几分钟。

②尽量把菜花掰的大小均匀，油锅中加入底油，烧热后倒入菜花翻炒几分钟，加入适量的精盐调味。

③菜花微微出香味后，加入半小碗水，没过二分之一即可，加盖用中火焖到水分收干，菜花开始变软。

④加入两大勺番茄酱，1 勺白糖，1 勺鸡精翻炒均匀，待菜花完全包裹上番茄汁后撒上少许白胡椒即可出锅。

干煸菜花

【原料】菜花 200 克，肉末 100 克，生抽、陈醋、干红辣椒、葱、姜、蒜末、花椒、青椒、精盐、植物油各适量。

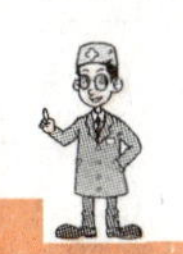

【做法】①菜花掰成小朵，洗净。青椒切丝，红辣椒切段。

②锅里放油，烧热后先下花椒炸出香味，然后放红辣椒和葱姜蒜末炒香，红辣椒可以多放点，要辣一点味道才香。

③然后放入肉末，炒至变色后加点酱油，再把菜花放进锅里，用大火不断煸炒，直到菜花炒熟，这期间要放些生抽提味，最不可缺少的是醋，不放醋这道菜就没味道了。

④最后加精盐调味，放点青椒让菜的颜色好看，就可以了。

菜花炒肉片

【原料】菜花一个，五花肉 200 克，红辣椒 1 个。葱、姜、蒜、精盐、生抽、料酒适量。

【做法】①菜花用精盐水泡几分钟后清洗干净，掰成小块。

②五花肉切片，辣椒、葱、姜、蒜切好待用。

③锅内倒入油，爆香葱、姜、蒜、辣椒，倒入五花肉，调入生抽、料酒，煸炒至八成熟，加入菜花调入精盐，炒至菜花稍软即可。

卷心菜

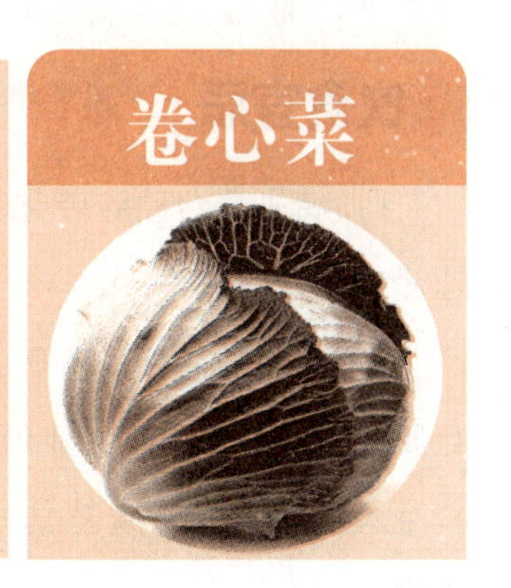

简　介

卷心菜，又名结球甘蓝，为十字花科植物甘蓝的茎叶。别名大头菜、圆白菜、洋白菜、钢白菜、包心菜、高丽菜、莲花白等。属于甘蓝的变种，中国各地都有栽培。卷心菜在外国的地位很高，犹如白菜之在中国。

营养价值

卷心菜的水分含量高（约 90%），而热量低。其性平、味甘，归脾、胃经；可补骨髓、润脏腑、益心力、壮筋骨、利脏器、祛结气、清热止痛。

食疗功效

卷心菜虽是普通的家常菜，但其营养和药用价值却很高。中医认为它有益脾胃、祛结气、缓急止痛的作用。在世界卫生组织推荐的最佳蔬菜中，卷心菜名列第三，特别是在保护肠胃方面有着独特的优势。现代研究发现，卷心菜富含的维生素 K 能防止出血，维生素 U 能有效治疗受伤的黏膜。卷心菜含有丰富的消化酶。其中促进碳水化合物消化的分酶含量比萝卜中的含量还高，它还富含帮助蛋白质分解的酶类。卷心菜的新鲜汁液能治疗胃和十二指肠溃疡，能止痛和促进伤口愈合，曾被提取做成防治胃病的药品。卷心菜中含有某种溃疡愈合因子，对溃疡有着很好的治疗作用，能加速创面愈合，是胃溃疡患者的有效食品。

饮食宜忌

1）特别适合动脉硬化、胆结石症患者、肥胖患者、孕妇及有消化道溃疡者食用。

2）但皮肤瘙痒性疾病、眼部充血患者忌食。卷心菜中粗纤维量多，且质硬，故脾胃虚寒、泄泻以及小儿脾弱者不宜多食；另外腹腔和胸外科手术后，胃肠溃疡及其出血特别严重时，以及腹泻及肝病时也不宜吃。

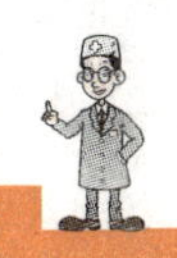

调养食谱

卷心菜炒牛肉

【原料】卷心菜500克，牛肉60克，大蒜、姜末、精盐、白砂糖、湿淀粉、植物油各适量。

【做法】①卷心菜洗净，切片；大蒜捣蓉；牛肉洗净，切片。

②起油锅，爆香姜末，放入牛肉，炒至八成熟起锅。

③再起油锅，下蒜蓉爆香，下卷心菜炒熟，再下牛肉，调入精盐、白砂糖、湿淀粉，略翻炒即可。

【功效】补脾健胃、滑肠润燥、养血止血。

卷心菜汤

【原料】卷心菜500克，胡萝卜200克，芹菜100克，高汤、蒜、葱、胡椒、精盐各适量。

【做法】①胡萝卜洗净切块；芹菜洗净切段；卷心菜洗净切片；葱切花，蒜剁泥。

②架汤锅，加适量高汤煮沸，放入胡萝卜、芹菜煮至八成熟。

③放入卷心菜煮熟，加蒜泥、葱花、胡椒、精盐调味即可。

【功效】补脾健胃、健脾消食、润肠通便。

凉拌卷心菜

【原料】卷心菜350克，红尖椒20克，精盐10克，白砂糖30克，醋30克，香油5克。

【做法】①卷心菜洗净后，摘下菜叶部分，梗部则以斜刀切片下。

②红辣椒洗净切丝备用。

③将卷心菜叶装入耐热袋中，松绑袋口，强微波 7 分钟煮软后，以冰水浸泡。

④卷心菜叶一片片卷成筒状，挤去水分切成约 2 厘米长，直立排盘，红辣椒丝铺撒菜上。

⑤精盐、糖、醋、香油以强微波 2 分 30 秒加热，取出调匀后淋在卷心菜卷上即可。

虾皮凉拌卷心菜

【原料】卷心菜 1 个，红椒 2 个，虾皮 50 克，胡萝卜 1 根，蒜，小洋葱头 1 个，橄榄油，牛油，生抽，精盐，鸡精各适量。

【做法】①将卷心菜切丝。

②红椒、胡萝卜切丝待用。

③卷心菜先用水焯熟，然后过凉开水，装盘待用。

④热锅，倒入橄榄油，并放入牛油将其烧溶，爆香蒜、洋葱头。

⑤将虾皮炒香，然后依次下胡萝卜丝、红椒丝，炒熟后加适量的生抽、精盐、鸡精调味。

⑥将炒熟并调好味道的胡萝卜丝、红椒丝、虾皮与焯熟的卷心菜丝拌好就得了。

卷心菜饭

【原料】东北珍珠米饭 2 碗，卷心菜 1 个，三层肉丝 50 克，香菇 5 个，虾米 20 克，油、酱油、精盐、酒各适量。

【做法】①起油锅，将蒜末、肉丝、香菇丝、樱花虾爆香，先取 1/3 在旁备用。

②剩下的 2/3 料，加入沥干的米，一起用大火拌炒，然后加点酱油

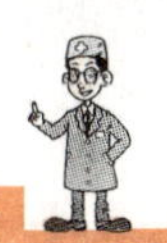

及少许精盐，炒快干加入酒呛锅，然后再放入卷心菜用大火拌炒一下子。

③将炒过的卷心菜、米、料都一起盛入电饭锅中，再加入2碗水（米+料：水=1：1），按煮饭键后煮熟即可。

④饭煮熟以后，将饭菜搅松，倒入之前炒好的菜料（1/3），再放在锅中保温，即可。

芹菜

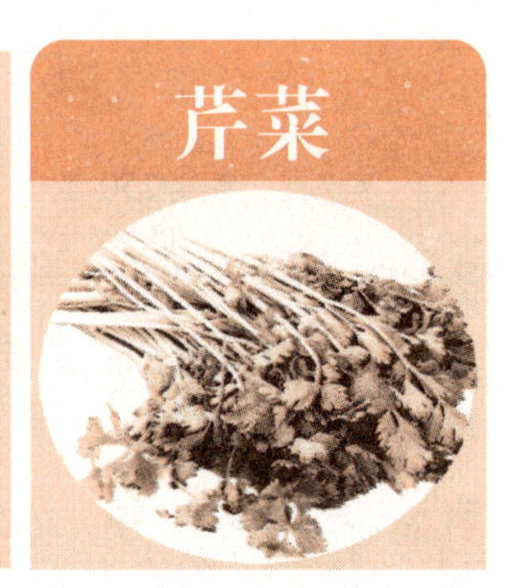

简　介

芹菜又称旱芹。芹菜可分为中国类型（本芹）和欧洲类型（西芹）。本芹叶柄细长，西芹叶柄肥大。芹菜是一种具有很高医用价值的植物。

营养价值

芹菜中含有蛋白质、脂肪、碳水化合物、膳食纤维、维生素及多种矿物质等。其中，维生素 B_2、维生素 B_1 的含量较高，钙、镁、铁等矿物质的含量也高于一般绿色蔬菜。

食疗功效

芹菜为伞形科草本植物旱芹的茎叶。主要含黄酮类、挥发油、甘露醇、环己六醇、维生素及烟酸等。芹菜含有蛋白质、碳水化合物、脂肪、维生素及矿物质，其中磷和钙的含量较高。同时芹菜还含有挥发性的芹菜油，食之满口清香，能促进食欲。芹菜营养丰富，药用价值高。据现代科学化验，芹菜含有芫荽（即芫茜）甙、甘露醇、五微烟酸、挥发油等化学物质，是人体不可缺少的物质，有促进鱼、肉消化作用，可治疗胃病。

饮食宜忌

脾胃虚寒、肠滞气不固者、血压偏低者、婚育期应少吃。

调养食谱

芹菜拌干丝

【原料】芹菜 250 克，豆干 200 克，葱白、生姜、精盐、味精、花生油各适量。

【做法】芹菜洗净切去根头，切段，豆干切细丝，葱切段，生姜拍松；炒锅置旺火上，倒入花生油，烧至七成熟，下姜煸炒加精盐，倒入干丝再炒 5 分钟，加入芹菜一起翻炒，味精调水泼入，炒熟起锅即成。

【功效】具有降压平肝、通便的功效，适用于大便燥结等症。

花生仁拌芹菜

【原料】芹菜 300 克，花生仁 200 克，植物油 250 克，花椒油 15 克，酱油 15 克，精盐 6 克，味精 2 克。

【做法】①锅内放入植物油，烧热放入花生仁，炸酥时捞出，去掉脆皮；将芹菜择去根叶，洗净，切成 3 厘米长的段，放入开水里浸一下，捞出，用凉水过凉，控净水分。

②芹菜围成圈状，均匀地放在盘子边上，再把花生仁堆放在芹菜圈中，将酱油、精盐、味精、花椒油放在小碗中调好，浇在芹菜上，吃时调拌均匀即成。

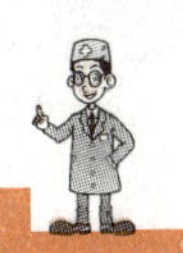

芹菜蛋饼

【原料】鸡蛋 5 个，芹菜叶 100 克，面粉 400 克，精盐、鸡精、酱油、醋、蒜各适量。

【做法】①芹菜叶洗净切碎，鸡蛋打散。

②在打散的蛋液中加一点水，加入一勺面粉，和成面糊。

③把切好的芹菜叶放入，拌匀，放入鸡精和精盐调味，加几滴酱油，味道会更鲜。

④煎锅烧热，放几滴油，把面糊倒入，一面煎好之后翻过来再煎另外一面。

⑤用酱油、醋、蒜粒调成小料，蘸着吃。

炝炒芹菜

【原料】芹菜 500 克，蒜 2 瓣，花椒四五粒，干红辣椒两三个，精盐 2 克，酱油 1 滴。

【做法】①芹菜切条，蒜切片。

②锅里烧三大汤匙油，放花椒炸香渣糊，接着放蒜片和辣椒迅速翻炒香（要快，辣椒尽量不要糊掉）。

③倒入芹菜，放精盐翻炒（火要大，不要出水），炒至熟，出锅前滴酱油调味炒匀即可。

香芹拌腐竹

【原料】芹菜 300 克，腐竹 150 克，木耳 100 克，精盐、鸡精、香油、芝麻各适量。

【做法】①芹菜洗净切寸段后焯水备用。

②腐竹、木耳泡发后，洗净，切丝，焯水至熟，备用。

③取大碗，放入上述食材，加入所有调味料拌匀，码盘即成。

茄子

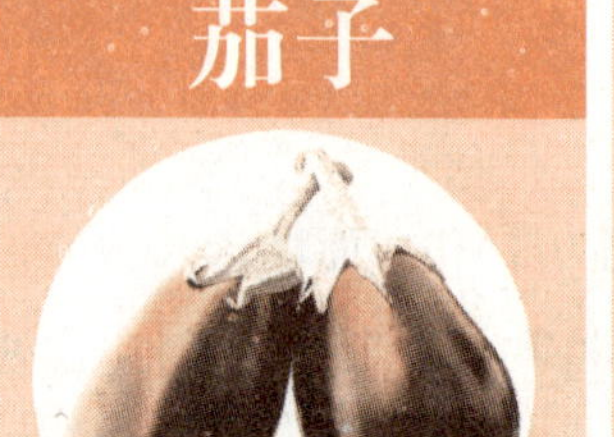

·简 介·

茄子又名落苏、矮瓜、酪酥、昆仑瓜，属茄科一年生草本植物的果实。浆果球形、倒卵形或长柱形，深紫、淡绿或黄白色，表皮光滑。我国大部分地区均有栽培，为夏秋家常蔬菜。

营养价值

茄子不仅含有蛋白质、脂肪、碳水化合物、维生素、镁、磷、铁、色素茄色甙、紫苏甙等营养成分，还含有其他蔬菜少有的维生素 P，100 克紫茄子中维生素 P 的含量可达 700 毫克以上。另外，茄子的皮层中含有大量的维生素 E，其含量居各类蔬菜的前列。

食疗功效

经研究发现，茄子含有龙葵碱，能抑制消化系统肿瘤的增殖，对于防治胃癌有一定效果。此外，茄子还有清退癌热的作用；茄子含有的维生素 E，不仅有防止出血和抗衰老功能，还可以保护胃部血液循环，降低胃出血的发生率，维生素 E 还有很好的抗氧化作用，是预防胃癌的重要元素；茄子含有的镁具有维护血管和神经系统正常运作的功能，对长期为溃疡所苦的胃病患者来说，是很重要的营养素。因此，茄子也是养胃的好食材。

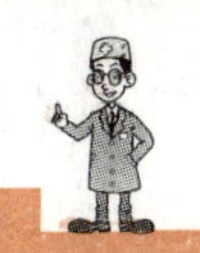

饮食宜忌

茄子性凉滑，脾胃虚寒者不宜多食，肠滑腹泻者慎食。

调养食谱

滑烧茄子

【原料】茄子500克，肉末100克，植物油、葱、姜、精盐、酱油、绍酒、鸡粉各适量。

【做法】①将茄子洗净去蒂，切成滚刀块；葱、姜切末待用。

②锅烧热，放入少许油，放入肉末煸炒至变色，盛起。

③另起油锅烧热，放入茄子，炒至茄子变软时放入肉末、酱油、姜末、绍酒、精盐和少量水稍焖，再放入适量鸡粉炒匀，撒葱花即可出锅。

【功效】暖胃和中、清热止血、消肿止痛。

鲜香紫茄

【原料】紫皮茄子300克，大蒜4瓣，香油2小匙，甜面酱1小匙，精盐1小匙，味精1/2匙。

【做法】将茄子洗净，带皮切成块状，放入沸水中氽一下，捞出沥干水；把大蒜洗净捣成茸，放入茄子中，另放入精盐、甜面酱、香油拌匀即可。

家常茄子

【原料】茄子3个，猪里脊肉150克，尖椒2根，姜、淀粉、生抽、精盐各适量。

【做法】①里脊肉切成丝，加精盐、淀粉、生抽拌匀腌一会儿；茄子切条（不用去皮）；尖椒切丝、姜切丝。

②锅中油热后，倒入姜丝；随后倒入腌好的肉丝；不断翻炒，待肉熟盛出待用。

③锅中再倒入少许油，倒入茄子翻炒；炒至茄子变软，颜色变深，倒入生抽，焖一会儿。

④倒入炒好的肉丝，翻炒均匀；倒入青椒丝，翻炒均匀，加少许精盐出锅。

地三鲜

【原料】土豆、青椒、茄子各200克，蒜末2勺，水淀粉4勺，生抽1勺，精盐1/2小勺，油100克。

【做法】①茄子切滚刀块，青椒撕成大块，土豆切片，生抽和精盐混合均匀。

②锅内烧热油一次炸土豆、茄子、青椒，捞出备用。

③锅内留少许底油，倒入蒜末炒香，下炸好的三鲜快速炒匀，倒入生抽和精盐。

④倒入水淀粉勾芡即可出锅。

肉末茄子

【原料】茄子3个，肉末100克，葱、姜、蒜、干辣椒、料酒、精盐、生抽、老抽、白糖、醋各适量。

【做法】①茄子去蒂剖开切成段，葱、姜、蒜切末，干辣椒剪成圈。

②切好的茄条放点精盐拌匀腌制一会儿，至腌出水分用清水冲洗一下，用手稍微捏去水分。

③肉末加料酒、生抽拌匀腌制15分钟。

④炒锅烧热放入植物油，稍微热后下葱、姜、蒜末，辣椒圈煸出香味。

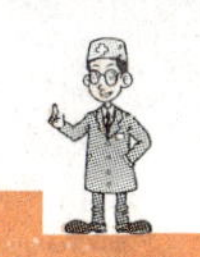

⑤下肉末炒散至变色，下茄条煸炒。

⑥调入老抽、白糖、醋和少许清水炒匀，盛入陶瓷煲中。

⑦盖上盖中火焖煮5～6分钟至茄条入味，撒上葱、蒜末，在葱、蒜末上淋少许热油即可。

洋葱

简　介

有关洋葱的原产地说法很多，但多数认为洋葱产于亚洲西南部中亚西亚、小亚西亚的伊朗、阿富汗的高原地区。洋葱的起源已有5000多年历史，公元前1000年传到埃及，后传到地中海地区，16世纪传入美国，17世纪传到日本，20世纪初传入我国。

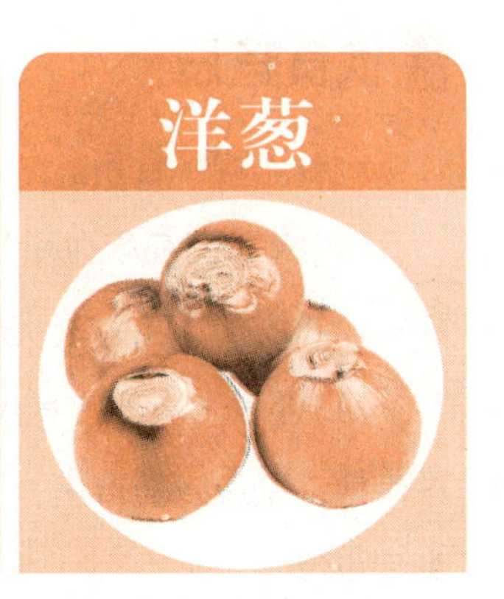

营养价值

洋葱以肥大的肉质鳞茎为食用器官，营养丰富。据测定，每100克鲜洋葱头含水分88克左右，蛋白质1～1.8克，脂肪0.3～0.5克，碳水化合物5～8克，粗纤维0.5克，热量130千焦，钙12毫克，磷46毫克，铁0.6毫克，维生素C 14毫克，尼克酸0.5毫克，核黄素0.05毫克，硫胺素0.08毫克，胡萝卜素1.2毫克。洋葱性温，味辛甘。有祛痰、利尿、健胃润肠、解毒杀虫等功能。可治肠炎、虫积腹痛、赤白带下等病症。

食疗功效

洋葱营养丰富，且气味辛辣，能刺激胃、肠及消化腺分泌，增进食欲，促进消化。且洋葱不含脂肪，其精油中含有可降低胆固醇的含硫化合物的混合物，可用于治疗消化不良、食欲不振、食积内停等。另外，洋葱中含有一种名叫“栎皮黄素”的物质，这是目前所知最有效的天然抗癌物质之一，它能阻止体内的生物化学机制出现变异，控制癌细胞的生长，从而具有防癌抗癌作用，对预防胃癌有很好的作用。

饮食宜忌

一般人均可食用。

1）特别适宜高血压、高血脂、动脉硬化等心血管疾病、糖尿病、癌症、急慢性肠炎、痢疾患者以及消化不良者。

2）洋葱一次不宜食用过多，容易引起目糊和发热。凡有皮肤瘙痒性疾病、眼疾以及胃病、肺胃发炎者均应少吃。同时，洋葱辛温，热病患者应慎食。

3）洋葱所含香辣味对眼睛有刺激作用，患有眼疾、眼部充血时，不宜切洋葱。

调养食谱

洋葱炒牛肉

【原料】牛肉500克，洋葱75克，大葱15克，花生油、蚝油、鲜汤、白砂糖、淀粉、精盐、酱油、料酒、水淀粉各适量。

【做法】①将牛肉切成薄片；洋葱洗净切块；大葱洗净，切成小粒。

②将牛肉片加入料酒、精盐、淀粉和少许花生油拌匀，腌制20分钟；起油锅，放入牛肉片滑开，再倒入洋葱块煸炒一下，一起捞出控净油。

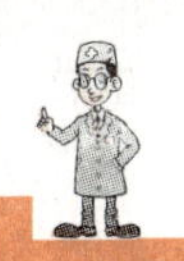

③起油锅，下葱粒和蚝油煸炒片刻，加酱油、料酒、白砂糖、鲜汤烧沸，倒入牛肉片和洋葱块炒匀，收浓汁，用水淀粉勾芡即成。

【功效】开胃益中，预防胃癌、舒缓神经。

香干炒洋葱

【原料】洋葱200克，香干250克，猪瘦肉100克，色拉油、花椒油、菱粉、精盐、酱油、醋、鲜汤各适量。

【做法】①将香干切丝，投入沸水中煮透，捞出，沥净水；将洋葱洗净，切丝；猪瘦肉切丝。

②起油锅，油热后投入香干丝煸炒几下，添入鲜汤，改用慢火稍煮片刻；再调至旺火，投入肉丝、洋葱丝，加入酱油、精盐翻炒。

③炒至肉、洋葱熟后，烹入醋，用菱粉勾芡，淋花椒油即可。

【功效】润肠、理气和胃、健脾消食。

洋葱煎饼

【原料】洋葱2个，胡萝卜半个，鸡蛋2个，面粉100克，泡打粉少许，奶油一小勺，精盐适量。

【做法】①洋葱撕去外皮，洗净，对切成四瓣，再横面切丝，胡萝卜去皮，刨丝。

②面粉里放入鸡蛋、泡打粉、精盐，慢慢加冷水调成面糊，加入奶油调均，再放入洋葱丝和胡萝卜丝拌匀。

③饼铛里淋入少许的油，用小勺将面糊摊成10厘米左右的小饼，微黄时翻面再煎，待两面都呈黄色即成。

洋葱焖猪排

【原料】洋葱2～3个，猪里脊4块，油、生抽、麻油、料酒、砂糖、葱、胡椒粉各适量。

【做法】①洋葱洗干净切块，逐一剥开备用，葱洗干净切段，猪里脊洗干净捶松表面后再翻面用刀拍平备用。

②猪里脊加入少许油、生抽、料酒、砂糖、胡椒粉，混合搅拌均匀腌2个小时。

③洋葱下锅，加入少许生抽和砂糖炒至透明出香味捞起备用。

④猪里脊下锅煎熟捞起切块，再混合洋葱和少许生抽、砂糖、料酒、水混合炒均匀，焖5分钟后撒葱段和少许麻油翻炒均匀即可。

炸洋葱圈

【原料】洋葱3个，面包屑150克，鸡蛋2个，面粉100克，精盐1小匙，胡椒粉0.5小匙。

【做法】①洋葱剥去外皮，切去根部，横切成1厘米宽的圆片，并将其分成一个一个的洋葱圈，用冰水泡10分钟，去掉洋葱辛辣的味道。

②捞起晾干，在洋葱圈中调入精盐和白胡椒粉，搅拌均匀后腌制10分钟。

③将鸡蛋打散，加适量的精盐、胡椒粉。

④依次在洋葱圈上蘸匀面粉、蛋液，放入面包屑盘中均匀滚上一层面包屑。

⑤中火烧热锅中油，然后将洋葱圈逐个放入，小火炸至金黄色即可，中途略为搅动翻面，最后沥干油分取出装盘。

⑥可以直接食用，也可以蘸番茄酱或撒上精盐和黑胡椒粉食用。

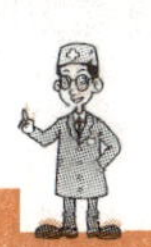

土豆

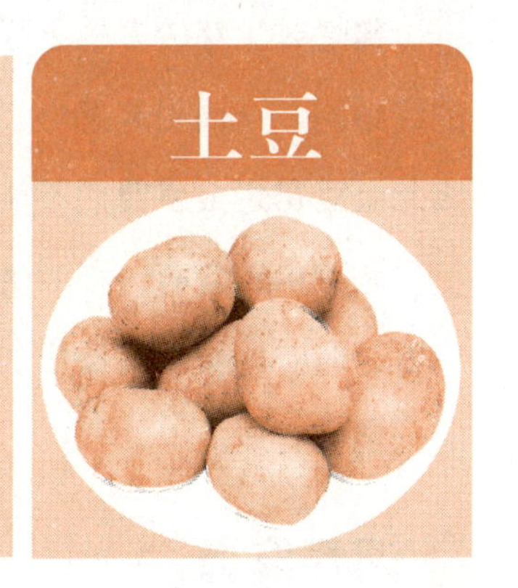

·简 介·

土豆又名阳芋、山药蛋、马铃薯、山芋、洋芋等，是茄科茄属植物的地下块茎，有芽眼，是重要的粮食、蔬菜兼农作物。因其营养丰富，有"地下苹果"之称。

营养价值

土豆含大量淀粉，以及维生素、蛋白质、糖类、钙、磷、铁、钾、镁等成分，为消化道疾病患者的上好食物，还含有少量龙葵碱。土豆是家常蔬菜中的主品，可烹制各类荤素菜肴。

食疗功效

土豆块茎水分多、脂肪少、单位体积的热量相当低，所含的维生素C是苹果的10倍，B族维生素是苹果的4倍，而维生素C和B族维生素都是养胃、护胃的有效成分。其中，维生素C会吸收人体分泌的肾上腺皮质激素，进而缓解紧张情绪，降低胃溃疡几率。B族维生素可维持神经系统正常运作及细胞再生，避免消化不良或食欲不振，从而起到养胃、护胃的作用。另外，祖国医学也认为，土豆能和胃调中、健脾益气，对治疗胃溃疡、习惯性便秘等疾病均有裨益，兼有解毒、消炎的作用。

饮食宜忌

霉烂或生芽较多的土豆中均含有过量的龙葵碱，食后会破坏血液中的红细胞，从而引起恶心、呕吐、腹泻，严重者可导致脑充血等症状，因此土豆霉烂或发芽后不能食用，以防中毒。

土豆中还含有一种叫生物碱的有毒物质，人体大量摄入后，会引起中毒、恶心、腹泻等反应。这种有毒物质通常集中在表皮里，因此食用时一定要去皮。

调养食谱

土豆牛肉汤

【原料】土豆 300 克，胡萝卜 100 克，洋葱 150 克，芹菜 100 克，牛肉 150 克。香叶、小茴香、清汤、精盐、胡椒粉、葱花各适量。

【做法】①原料分别洗净，胡萝卜去皮切片，牛肉切片，洋葱切丝，土豆切成片，芹菜切寸段，小茴香切成碎末。

②锅内加清汤、香叶、牛肉，用中火焖熟成汤，加胡萝卜片、洋葱丝、土豆片、茴香碎末、芹菜段，小火炖熟。

③加精盐、胡椒粉调味，撒上葱花即可。

【功效】开胃益中、舒缓神经。

香油土豆丝

【原料】土豆 3 个，鲜葱 1 根。味精、精盐、香油各 1/2 茶匙。

【做法】把土豆削净表皮，切细丝，葱切丝，土豆丝放入清水中漂洗，捞出，放入开水中稍煮，放入凉水中漂透，捞出控净水分；把土豆丝、精盐、香油同放碗中，拌匀装盘，撒上葱丝即可。

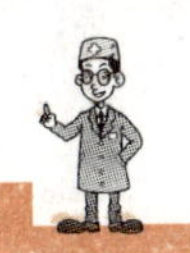

番茄土豆丝

【原料】番茄1个，土豆3个。植物油、精盐、鸡精、糖、葱花适量。

【做法】①番茄和土豆洗净，分别切块和丝。

②锅热后放油，同时下番茄和土豆丝，炒至番茄化成糊状。

③加精盐、鸡精、糖调味，撒葱花出锅。

拔丝土豆

【原料】土豆（黄皮）250克，植物油50克，白砂糖100克，豌豆淀粉30克。

【做法】①将土豆去皮洗净，切滚刀块，拍上干淀粉。

②锅置旺火上，放入植物油，烧至五成热时，下入土豆块炸透，至色泽金黄时捞出，沥干。

③锅置中火上，放入少许油，下入白糖，慢慢熬至糖液溶化。

④呈浅棕色时，下入土豆块，颠翻均匀，出锅装入抹有油的盘中。

⑤上桌时配一小碗凉开水即可。

土豆泥

【原料】土豆3个，牛奶200毫升，火腿1根，胡萝卜半个。胡椒粉、精盐适量。

【做法】①土豆洗净去掉外皮，切成小丁，放入一个适用微波炉的容器中，加入一半的牛奶，拌匀。

②放入微波炉高火两分钟，取出搅拌，再放入微波炉高火两分钟，待牛奶基本被土豆吸收掉了，取出，再加入剩下的另一半牛奶，搅拌均匀后放入微波炉重复前面的高火两分钟取出搅拌的动作，直至土豆泥用勺子可以轻松压成泥，趁热用刀背或者勺子把土豆全部压碎

成泥状。

③西式火腿和胡萝卜切片，氽烫熟，切成小丁，加入土豆泥中，撒适量精盐和胡椒粉，搅拌均匀，就可以吃了。

山药

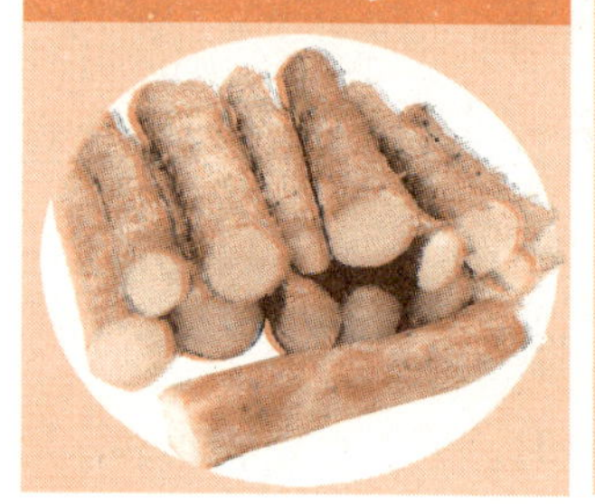

简 介

山药又称薯药、山芋、怀山药、玉延、白苕，为薯蓣科一年或多年生缠绕性藤本植物薯蓣的根茎。山药是大众化的珍贵蔬菜，物美价廉，经常食用能增加人体的营养，是食用与药用价值都很高的滋补强壮剂。

营养价值

山药含有尿素、淀粉酶、淀粉、糖类、蛋白质、脂肪、胆碱、皂苷、尿囊素、维生素C、维生素B_1、维生素B_2、烟酸、胡萝卜素，以及碘、磷、钙、铁、多巴胺、山药碱、黏液质、纤维素等。

食疗功效

有医学研究表明，怀山药含有淀粉酶、多酚氧化酶等物质，有利于脾胃消化吸收功能，是一味平补脾胃的药食两用之品。不论脾阳亏或胃阴虚，皆可食用。临床上常用于治脾胃虚弱、食少体倦、泄泻等。

另外，怀山药含有丰富的维生素B_1，对神经组织和精神状态有很大的影响，因此，食用怀山药在消除紧张、安定神经、预防胃溃疡方面有很好的作用。怀山药还含有丰富的镁，具有维护血管和神

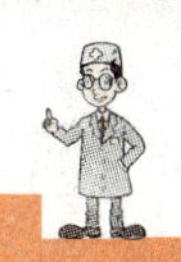

经系统正常运作的功能，对长期为溃疡所苦的胃病患者来说，是很重要的营养素。

饮食宜忌

山药在刮皮时黏液容易粘到手上，使人发痒难受。如把洗净的山药先煮或蒸4~5分钟，晾凉后再去皮，就不会那么黏了。注意煮或蒸的时间不宜过长，以免山药软烂。剥皮后的山药非常光滑，不容易抓牢，在手上涂些醋或精盐之类的东西会好一些。

山药削皮或者切开后暴露于空气中，与空气接触会发生氧化反应，变成紫黑色，影响观感和口感。削皮后，将山药放入醋水中可以防止变色。

山药生吃比煮着吃更容易发挥其所含的酶的作用。另外，把山药切碎比切成片食用更容易消化吸收其中的营养物质。

调养食谱

羊肉炖山药

【原料】羊肉500克，怀山药150克，料酒20克，生姜10克，葱白段10克，精盐3克，胡椒1克，羊肉汤750克，香葱少许。

【做法】①羊肉剔去筋膜，略划几刀，入沸水锅氽水后捞出。姜拍破，香葱切葱花待用。

②怀山药用温水浸透后切成片，与羊肉一起置于锅中，加入羊肉汤，投入姜、葱、胡椒、精盐、料酒，用大火烧沸，去尽浮沫，移文火上炖至熟烂，捞出羊肉晾凉，切成片，装入碗中。原汤中葱、姜拣去不用。连山药一同倒入羊肉碗内，撒香葱花即成。

【功效】适用于泄泻反复发作伴食后腹胀等。

蒜苗炒山药

【原料】怀山药 300 克，蒜苗 100 克，红辣椒 2 个，植物油、姜丝、精盐各适量。

【做法】①将怀山药去皮，洗净，切成厚片。

②蒜苗择洗干净，切段；红辣椒洗净，切丝。

③起油锅，放入红椒丝、姜丝，煸出香味，加怀山药片、蒜苗翻炒，加入精盐，翻炒至熟即成。

【功效】健脾补肺、益胃补肾、聪耳明目、助五脏。

红枣山药炖排骨

【原料】山药 200 克，红枣 10 个，排骨 250 克，枸杞 30 克，葱段、姜片、精盐、鸡精各适量。

【做法】①排骨剁小块洗净，山药去皮切滚刀块。

②排骨和山药分别飞水捞出。

③锅中放清水烧开后放入排骨、葱段、姜片、绍酒煮 30 分钟加入山药、小枣、精盐、鸡精调味，再煮十分钟，出锅前放入枸杞即可。

山药炖鸡

【原料】鸡肉 500 克，山药 200 克，红枣、枸杞各 50 克，党参、当归各 10 克，花椒、生姜（切片）、香葱、料酒、白醋、精盐各适量。

【做法】①鸡肉温水洗净，把血迹冲净，切块。

②高压锅装水，倒入鸡块，放入生姜片，花椒七八颗，白醋一小勺，料酒一小勺。

③高压锅压好鸡汤后，将汤倒入沙锅，加党参、当归、红枣、枸杞大火烧开，小火煲汤 30 分钟后，倒入山药继续小火煲汤 20 分钟。

④加少许精盐，盛出撒上葱花。

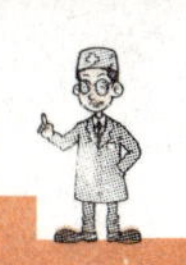

清炒山药木耳

【原料】山药300克，水发木耳100克。精盐1茶匙，味精1茶匙，料酒1汤匙，蚝油0.5汤匙，植物油50克，水淀粉和葱、姜丝各适量。

【做法】①山药用火燎掉须根，用工具打去表皮，洗净切成梯形寸段，焯水30秒捞出投凉，切成菱形片，焯水30秒捞出投凉备用。

②水发木耳摘洗干净，撕成小块，焯水1分钟捞出投凉备用。

③葱、姜切丝备用。

④坐锅加植物油烧热，下葱、姜丝爆香，倒入蚝油山药和木耳，烹入料酒，撒上精盐翻炒均匀，勾薄芡，放味精，淋明油出锅装盘。

胡萝卜

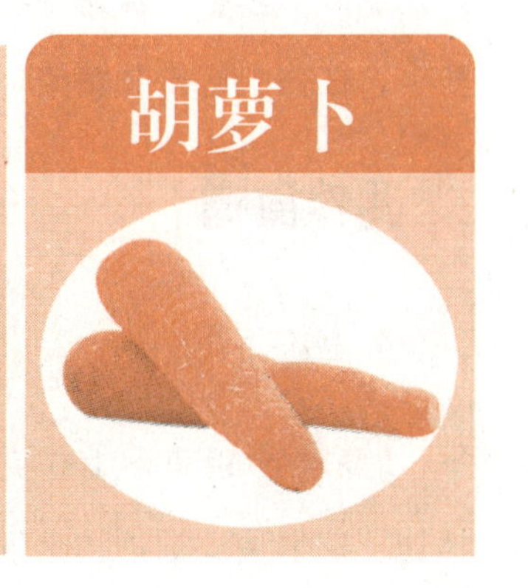

简 介

胡萝卜又叫红萝卜、黄萝卜、丁香萝卜。胡萝卜按颜色可分为橙红、紫红、红褐和黄色等品种，而且口感和营养成分也略有不同。胡萝卜营养成分尤为丰富，故在民间有“小人参”的美称。

营养价值

胡萝卜含丰富的蔗糖、淀粉、胡萝卜素、维生素 B_1、维生素 B_2、维生素C、叶酸、多种氨基酸（以赖氨酸含量较多）、甘露醇、木质素、槲皮素、果胶、山奈酚、少量挥发油、咖啡酸、没食子酸、对羟基苯甲酸及硼、钙、磷、铁、铜、锰、氟、钴等成分。

食疗功效

胡萝卜的营养价值与保健功能主要是在胡萝卜素的作用上，胡萝卜素是一种抗氧化剂，能够消除机体细胞在代谢中产生的自由基（自由基是使人衰老、导致病症和其他多种疾病的罪魁祸首），从而降低了罹患胃癌的几率。中医认为，胡萝卜有健脾助消化之功效。

胡萝卜还含有大量果胶，可以保护肠胃道黏膜，促进溃疡处愈合，对胃溃疡患者是很好的调养食物；胡萝卜含有的果胶还有收敛和吸附作用，腹泻患者食用后可以抑制肠道蠕动。

饮食宜忌

胡萝卜素容易被酸性物质破坏，故烹任时不宜放醋。若过量食用胡萝卜，往往引起皮肤黄染，如停食 2 月，则会自行消退。

调养食谱

虾仁胡萝卜

【原料】胡萝卜 100 克，鲜虾仁 80 克，西芹 30 克，蒜蓉、姜末、精盐、花生油、绍酒、上汤、湿淀粉各适量。

【做法】①西芹、胡萝卜洗净，均切成丁；鲜虾仁洗净沥水。

②炒锅下油烧至六成热，把鲜虾仁放入泡油至熟，接着将胡萝卜丁、西芹丁一起放入，略泡油即可一起捞出。

③另起油锅，下姜末、蒜蓉爆香，放入西芹片丁、胡萝卜丁、虾仁、绍酒、上汤略炒，加精盐调味，用湿淀粉勾芡，炒匀即可。

【功效】胡萝卜有健脾助消化之功效，虾仁具有补肾壮阳、健胃的功效，二者配菜可健脾消食，主治食欲不振。

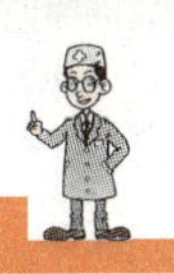

香烧胡萝卜

【原料】胡萝卜3根，生抽2小勺，白糖2小勺，老抽1小勺，精盐少许。

【做法】①胡萝卜去皮，切滚刀块，不宜太大；两勺生抽，一小勺老抽，再加一小勺白糖，少许精盐，混合调成汁。

②平底锅倒油烧热，下入胡萝卜块，中火慢慢地烧，中间不加水，也不用盖锅盖，将胡萝卜烧软；待胡萝卜的棱角变圆，变得绵软并且没一点生味后倒入调味汁，待汤汁烧至略干，香味渗入胡萝卜就可以关火了。

胡萝卜炒豆腐皮

【原料】胡萝卜2根，豆腐皮3张，葱段、蒜蓉、油、精盐、生粉、生抽各适量。

【做法】①胡萝卜洗净削皮后切丝，切适量葱段、蒜蓉。

②豆腐皮简单冲洗后切丝，用沸水焯熟后捞起。

③锅中放少许油爆香蒜蓉，急火快速炒熟胡萝卜丝后加少许精盐翻炒，倒入腐皮和葱段炒匀。

④将生粉、生抽加少许水调成芡汁倒入，沸腾后拌匀收汁。

【功效】豆腐皮性平味甘，有益气和中、生津润燥、清热解毒、止咳消痰、养胃止汗等功效，胡萝卜性温味甘，性平。脾消食、补肝明目、清热解毒。用于便秘、肠胃不适、饱闷气胀等。

胡萝卜炖牛腩

【原料】牛腩300克，胡萝卜2根，西兰花100克，洋葱1个，香叶、花椒、大料、生抽、精盐、啤酒、糖、胡椒粉、鸡精各适量。

【做法】①烧开水，放入牛肉焯烫过凉，西兰花掰成小朵入开水中焯烫后，在冷水中浸泡片刻取出待用。

②胡萝卜去皮和洋葱分别切滚刀状。

③锅内入油，小火爆香香叶、花椒、大料和洋葱，加入洗净的牛肉和胡萝卜块翻炒，烹入啤酒、“李锦记”特级头抽。

④转入电压力锅，加入热水，按蹄筋键，这个过程大约40分钟。

⑤待压力下去后转入锅中，加入焯烫好的西兰花翻拌均匀，撒点胡椒粉、精盐、糖、鸡粉就可以了。

胡萝卜炒蛋

【原料】胡萝卜2根，鸡蛋2个，葱花适量，精盐1/2小匙，料酒1大匙，五香粉1/2小匙，另需精盐一小撮。

【做法】①胡萝卜去皮洗净后，切成细长条，放在大碗内，加一小撮精盐，用清水泡10分钟。

②鸡蛋打散后加料酒、精盐，搅拌均匀待用。

③锅内倒油，油烧至八成热倒入蛋液，煸炒成形后盛出待用。

④锅内再次倒少许油，放葱花，出味后放胡萝卜条翻炒，加五香粉，放入之前炒好的鸡蛋，装盘出锅即可。

青椒

·简 介·

青椒由原产中南美洲热带地区的辣椒在北美演化而来，营养丰富，辣味较淡乃至根本不辣，作蔬菜食用而不是作为调味料。它青葱优美，新造就出来的品种另有红、黄、紫等颜色。

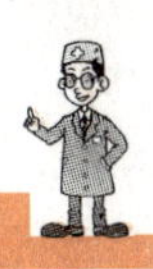

营养价值

青椒果肉厚而脆嫩，维生素 C 含量丰富。青果含水分 93.9% 左右、碳水化合物约 3.8%，红熟果含维生素 C 最高可达 460 毫克。可凉拌、炒食、煮食、做馅、腌渍和加工制罐头，制蜜饯。

食疗功效

青椒中含有的辣椒素是一种抗氧化物质，可阻止有关细胞的新陈代谢，从而终止细胞组织的癌变过程，降低癌症细胞的发生率，特别是胃癌的发生率；青椒对口腔及胃肠有刺激作用，能增强肠胃蠕动，促进消化液分泌，改善食欲，并能抑制肠内异常发酵。我国一些医学、营养专家对湘、川等省进行调查，发现这些普遍喜食青椒的省区，胃溃疡的发病率远低于其他省区。这是由于辣椒能刺激人体前列腺素 E_2 的释放，有利于促进胃黏膜的再生，维持胃肠细胞功能，防治胃溃疡。

另外，青椒富含维生素 C，具有修复胃黏膜、消除压力的功效，很适合紧张型胃溃疡患者食用。

饮食宜忌

一般人群均可食用。眼疾患者、食管炎、胃肠炎、胃溃疡、痔疮患者应少吃或忌食；同时，有火热病症或阴虚火旺、高血压、肺结核病、面瘫的人也应慎食。

调养食谱

爆炒菜椒

【原料】青椒 250 克，蒜末、姜丝、白砂糖、花生油、精盐、香油、香醋各适量。

【做法】①青椒去蒂、子，洗净后切成方片；蒜末、姜丝、精盐、白砂糖、香醋混合拌匀做成味汁。

②炒锅置大火上，放油烧热，将青椒片放入锅内，煸炒至熟，放入味汁。

③翻炒数下，淋上香油即成。

【功效】健脾益肝、和胃调中、预防胃溃疡。

椒香瘦肉丝

【原料】青椒 100 克，猪瘦肉 350 克，青蒜苗 50 克，嫩姜、植物油、生粉、甜酱、料酒、鲜汤、精盐、酱油各适量。

【做法】①猪瘦肉切丝，加生粉、精盐、料酒拌匀；青椒切成丝；姜切丝；青蒜苗切段。

②起油锅，放入青椒炒至断生起锅；酱油、料酒、生粉、鲜汤装碗内调匀成芡汁。

③另起油锅，放肉丝炒散，加甜酱炒香，下青椒、姜丝、青蒜苗合炒，烹入芡汁炒匀即成。

【功效】养胃益气、润肠胃、生精液、健脾消食。

青椒炒皮蛋

【原料】皮蛋 3 枚，青椒 2 个，大葱一小段，精盐 1/4 茶匙，油 2 汤匙。

【做法】①皮蛋去壳切小块，青椒和大葱切片。

②锅中油至七成热后，将皮蛋先下锅过油 2 分钟左右后捞出备用。

③用锅中留的底油爆香大葱片，下青椒翻炒至七成熟时，下过油的皮蛋翻炒均匀加精盐即可。

青椒肉丝面

【原料】米粉干 75 克，肉丝 25 克，青椒丝 50 克。

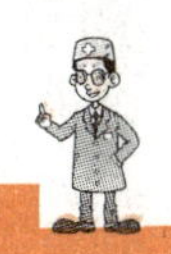

【做法】①锅内放入底油，开大火，锅热后放入肉翻炒。

②肉丝翻白倒入青椒丝继续翻炒，加入一点点黄酒。

③菜熟后加入适量的精盐、味精拌匀即可出锅备用。

④锅内加入清水 1000 毫升开大火。

⑤另外取料碗一只，放入适量的精盐、味精、胡椒粉、葱花备用。

⑥锅开后放入米粉干 75 克煮熟捞出放到料碗里，加入适量的面汤拌匀。

⑦加入前面炒熟的青椒肉丝即可。

青椒牛柳

【原料】牛柳，青椒 4 个，洋葱 1 个，色拉油、糖、生抽、精盐、水各适量。

【做法】①超市买的牛柳已经用耗油、精盐、淀粉腌制过了。如果是大块牛柳，则先把牛肉切片后，放少许精盐码一下，用淀粉、少许酱油搅拌均匀。青椒、洋葱切片备用。

②锅里放少些油，将牛柳下锅滑炒一下，变色即可盛出待用。

③锅洗一下，重新在锅内倒入油，将洋葱和青椒炒熟。

④加入牛柳，糖，生抽，精盐，少许水，翻炒均匀。

⑤大火快速翻炒后，加点鸡精盛出装盘即可。

虎皮青椒

【原料】青椒 400 克，精盐 2 克，酱油 6 克，醋 10 克，味精 3 克，色拉油 70 克。

【做法】①青椒去蒂，洗净，放入七成热油中炸至皮酥至熟时捞起，沥干油。

②炒锅留少许余油，下青椒、精盐、味精、酱油、醋，炒匀入味后，起锅装盘即成。

南瓜

·简 介·

南瓜俗名番瓜、北瓜、倭瓜。年生双子叶草本植物，能爬蔓，茎的横断面呈五角形。原产亚洲南部，另一说为中南美洲，很早以前就传入中国，因而有“中国南瓜”之说。

营养价值

南瓜含有淀粉、蛋白质、胡萝卜素、维生素 B、维生素 C 和钙、磷等成分。其营养丰富，为农村人经常食用的瓜菜，并日益受到城市人的重视。南瓜不仅有较高的食用价值，而且有着不可忽视的食疗作用。据《滇南本草》载：南瓜性温，味甘无毒，入脾、胃二经，能润肺益气，化痰排脓，驱虫解毒，治咳止喘，疗肺痈便秘，并有利尿、美容等作用。

食疗功效

经研究表明，南瓜具有解毒、保护胃黏膜、帮助消化、防治糖尿病、降低血糖、消除致癌物质、促进生长发育等多种好处。南瓜中含有丰富的果胶，可加强胃肠蠕动，帮助食物消化，还能黏附和消除体内细菌毒素和其他有害物质，果胶还能保护肠胃道黏膜，促进胃溃疡处的愈合，因此，食用南瓜能起到养胃、护胃的作用。南瓜还含有丰富的维生素 A，是保护黏膜和皮肤的重要营养成分，对胃溃疡患者来说，是不可多得的好食材。

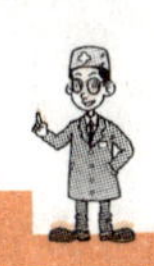

此外，南瓜富含β－胡萝卜素，其抗氧化功能可以提高免疫力，预防胃癌的发生。

饮食宜忌

南瓜不宜久存，否则容易中毒，故久存的南瓜食之宜慎。南瓜性温，素体胃热盛者少食；南瓜性偏壅滞，气滞中满者，慎食。发物，服用中药期间不宜食用。

调养食谱

南瓜蒸五花肉

【原料】南瓜500克，猪五花肉400克，绍酒1茶匙，酱油1汤匙，精盐、甜面酱、鸡粉、白砂糖、葱末、姜末各适量。

【做法】①将南瓜削去外皮，去瓤、去籽、洗净切片，铺在盘底。

②猪五花肉洗净，切成小厚片，放在碗内，加入精盐、绍酒、酱油、甜面酱、白砂糖、鸡粉、葱末、姜末拌匀，腌制10分钟。

③将腌好的五花肉放在南瓜片上，上旺火蒸40分钟取出即可。

【功效】增进食欲、促进消化、补肾健脾。

南瓜排骨汤

【原料】南瓜500克，排骨500克，红枣15克，干贝25克，精盐、姜片各适量。

【做法】①南瓜去皮、去籽，洗净切厚块；红枣洗净，去核；排骨斩件，焯去血水。

②干贝洗净，用清水浸软。

③将适量水放入煲内煲沸，放入排骨、干贝、南瓜、红枣、姜片旺

火煲沸，改小火煲 3 小时，放精盐调味即可。

【功效】补益精气、滋补肝肾、养肝明目。

南瓜杂菜汤

【原料】南瓜 450 克，甘笋 200 克，青豆角 60 克，洋葱、马铃薯各 1 个，青瓜（黄瓜）半个，柠檬半个，清鸡汤 5 杯，芫荽、精盐、胡椒粉各少许。

【做法】①各物洗净，南瓜、甘笋、马铃薯去皮切片，青瓜、青豆角切粒，柠檬榨汁，洋葱、芫荽切碎。

②热锅烧热油，爆香洋葱，加入南瓜、甘笋和马铃薯炒匀，放点柠檬汁和适量清水，上盖，用文火焖焗 10 分钟。

③加入清鸡汤搅匀煮沸，放入搅拌机搅成汤蓉放回锅内，加入青瓜及青豆角粒煮 5 分钟，不断搅拌，撒下芫荽碎，用精盐、胡椒粉调味即可。

浓香南瓜饭

【原料】南瓜 350 克，大米 150 克，食油 2 汤匙，精盐 1 茶匙，清水 500 毫升。

【做法】①将南瓜去皮去籽后切成小块；大米清洗干净备用。

②炒锅内倒入 2 汤匙食油烧至七成热，倒入南瓜块翻炒 1 分钟。

③倒入洗净的大米与南瓜炒匀，然后加入约 500 毫升清水，使其刚好没过大米，盖上锅盖转为中火焖 10 分钟，打开盖调入精盐翻炒均匀，再次盖上锅盖用最小火焖 15 ~ 20 分钟收干水分后即可。

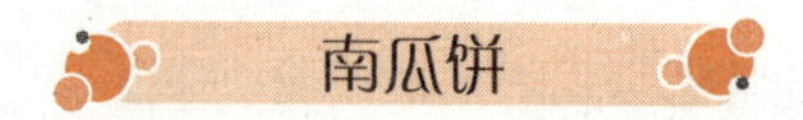

南瓜饼

【原料】老南瓜、面粉、精盐、五香粉。

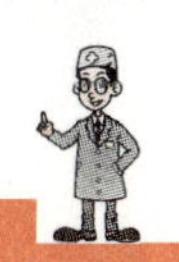

【做法】①南瓜去皮洗净，用刨子擦成丝。

②将南瓜丝放入盆中，加面粉、精盐、五香粉拌匀成浓稠的面糊。面粉要多放些，面糊的程度是用手可以拍成小饼。

③平底锅放少量油烧热，拿些面糊，用手拍成小饼放入锅中煎熟即可。

芋头

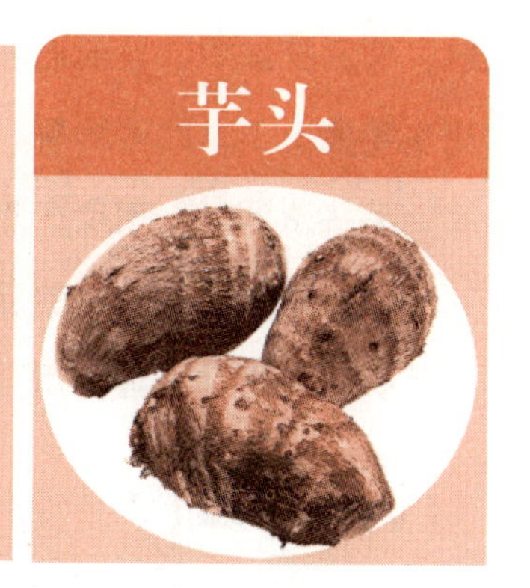

·简　介·

又名芋、芋艿、毛芋等。我国芋头栽培面积居世界首位，主要分布在闽、粤、台及长江、淮河流域。芋头的品种很多，分多子芋、多头芋、魁芋三类。

营养价值

芋头营养丰富，其中含碳水化合物达13%，主要为淀粉，含蛋白质约2%，脂肪很少。芋头还含有钾、钙、胡萝卜素、维生素C、B族维生素、皂角甙等多种成分，其中氟的含量也较高，具有保护牙齿的作用。

食疗功效

芋头中富含多种营养成分。其中，镁具有维护血管和神经系统正常动作的功能，对长期为溃疡所苦的胃病患者来说，是很重要的营养素；B族维生素中，维生素B_1及维生素B_2可维持神经系统动作及促进细胞再生，避免消化不良或食欲不振，从而起到养胃、护胃的作用；维生素

C会吸收人体分泌的肾上腺皮质激素，进而缓解紧张情绪，降低胃溃疡发生几率；铁可以替慢性胃病患者补血，因为慢性胃病的患者经常为了抑制胃酸分泌而服用制酸剂，但同时也影响了铁质的吸收。因此多食用芋头可以预防缺铁性贫血。

饮食宜忌

剥洗芋头时最好戴上手套。因为芋头的黏液中含有皂甙，会刺激皮肤，使皮肤发痒。皂甙遇热会分解，因此若皮肤发痒，在火上烤烤，或用生姜擦一下，即可缓解。

芋头烹调时一定要烹熟，否则其中的黏液会刺激咽喉。

因为芋头含有较多的淀粉，不能一次吃得过多，否则会导致腹胀。生芋头有微毒，不宜食用。

调养食谱

芋头扣肉

【原料】五花肉、芋头各400克，酱油5大匙，酒1大匙，白糖半匙，水淀粉半匙，大料2个，大蒜2瓣。

【做法】①五花肉洗净，整块煮熟，取出后用3大匙酱油腌10分钟，放入热油中炸至上色时捞出，立刻泡冷水中。

②芋头去皮，切厚片，用油炸过捞出。

③五花肉切成与芋头等宽的厚片，用热油略炸，再将肉和芋头间隔放入蒸碗内，淋上用酒、酱油、白糖和半杯清水调制的汁及大料、大蒜，入锅以大火蒸40分钟，取出时先将汤汁倒入锅内，再将八角、大蒜拣出，将肉和芋头扣入盘内，汤汁以水淀粉勾芡后，淋回肉面上即成。

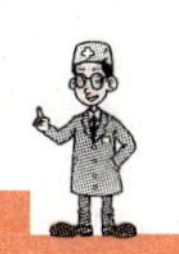

香芋蒸排骨

【原料】芋头 300 克，猪排骨（大排）300 克，椰子 1 个，酱油、料酒、精盐、干红椒、葱花、姜末各适量。

【做法】①将椰子从顶端钻一个小孔，把其中的鲜椰汁倒出；排骨用清水洗净，剁成段，入沸水中焯去血水；大芋头去皮洗净，切成小块。

②将芋头块和猪排段放入大碗中，放入酱油、料酒、精盐，下红椒、姜末和鲜椰汁搅拌均匀，腌制 15 分钟。

③将腌制好的芋头块和猪排段装盘，再放入蒸锅中，用旺火隔水蒸半小时，取出，撒入葱花即可。

【功效】芋头蒸排骨不仅营养丰富，且容易被吸收，有益胃、宽肠、通便、解毒的作用。

芋头烧鸡

【原料】鸡翅 350 克，芋头 200 克，豆瓣酱豆瓣 2 大勺，姜片，葱头，白糖 1 大勺，酱油 1 大勺，料酒、香油各适量。

【做法】①戴上一次性手套，把芋头的皮削掉。因为其黏液对皮肤有刺激作用，会引起发痒发红等过敏现象，所以必须戴上手套。在整个削皮过程中不要沾上水，因为水会使芋头黏滑，增加削皮难度。

②流水清洗掉芋头上的残留物，用滚刀手法切成块。（滚刀就是每切一刀，就把芋头翻一下，这样切出来的原料呈不规则的块状。）

③鸡翅用夹子去掉毛，再用砍刀砍成火柴盒大小的块。

④热锅里烧热油，放姜片、葱头爆香，再放豆瓣酱炒出红油。

⑤放鸡块翻炒 3 ~5 分钟，加少许料酒。

⑥掺水（水量要能够淹住鸡肉和芋头），加白糖、酱油，等水烧开了，再放芋头。

⑦大火烧开，转中火烧15～20分钟（芋头中间煮熟了），揭开锅盖，收汁。由于芋头含有大量的淀粉，所以收汁后会成黏稠状。

⑧拈去姜葱，滴少许香油，装盘。

剁椒芋头

【原料】小芋头5个，剁椒50克，葱、精盐各适量。

【做法】①小芋头洗净，切块，用水煮至软身。

②小芋头煮软之后，放剁椒，然后再放精盐调味。

③最后，把葱花放下去，翻炒几下就可以了。

虾米芋头粥

【原料】芋头300克，米饭（蒸）300克，瘦猪肉75克，虾米45克，洋葱（白皮）30克，色拉油45克，精盐10克，白胡椒5克，大葱30克。

【做法】①芋头去皮，切滚刀块。

②虾米用热水泡软。

③在一锅内放入瘦猪肉、虾米和油葱酥30克、色拉油，加盖以高火烹调3分钟。

④取出放入芋头，加盖以高火烹调10分钟。

⑤再加入白饭和热水、精盐、白胡椒粉拌匀，加盖，以高火煮10分钟，撒上葱花（切花）即可。

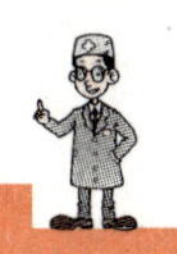

莲藕

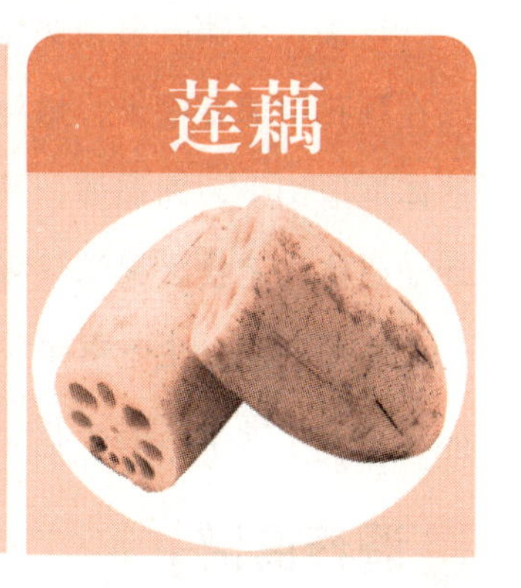

·简　介·

莲藕又叫莲菜、藕瓜等。莲藕有红花藕、白花藕、麻花藕之分，它们的外形、品质均有所不同：红花藕呈褐黄色，体细长，外皮粗糙，水分少，不脆嫩；白花藕肥大，外表细嫩光滑，脆嫩多汁，甜味浓郁；麻花藕呈粉红色，外表粗糙，含淀粉多。

营养价值

莲藕营养丰富，含糖类甚丰，还含蛋白质、脂肪、维生素、粗纤维、胡萝卜素、天门冬碱、氨基酸，以及钙、磷、铁等成分。

食疗功效

莲藕含有多种营养成分，如维生素、碳水化合物等，它有健脾胃、滋阴补血的食用功效。莲藕含有丰富的铁质和维生素 C，它们的加乘作用可加强维生素的吸收，起到安定神经的作用，降低胃溃疡的发作几率；而含有的维生素 B_1、维生素 B_2 可维持神经系统正常运作及促进细胞再生，避免消化不良或食欲不振，从而起到养胃、护胃的作用；有研究表明，莲藕中有黏液蛋白和膳食纤维，能与人体内胆酸盐、食物中的胆固醇及三酰甘油结合，使其从粪便中排出，从而减少脂类的吸收。莲藕散发出的独特清香，含有鞣质，有一定的健脾止泻作用，能增进食欲，促进消化，开胃健中，有益于胃纳不佳、食欲不振者恢复健康。

饮食宜忌

吃法：顶端一节，肉嫩脆甜，最宜生吃；第二、三节，熟食最佳，如在藕孔中填塞糯米，煨熟切片以白糖蘸食则味美；第四节往下各节，茎体逐渐细小，肉质薄，可烹调多种可口菜肴，或晒干碾成藕粉调羹，老幼或体弱者食之易消化吸收。

莲藕性寒，生吃虽清脆爽口，但会妨碍脾胃功能，因此脾胃消化功能低下、大便溏泻者不宜生食。

调养食谱

莲藕排骨汤

【原料】莲藕 200 克，排骨 600 克，生地黄 30 克，黑木耳 15 克，蜜枣 20 克，精盐适量。

【做法】①莲藕刮皮，洗净切块；排骨斩件，洗净，飞水。

②生地黄、黑木耳浸泡 1 小时，洗净，黑木耳去蒂切小块；蜜枣洗净。

③将适量清水放入煲内，煮沸后加入排骨、莲藕、生地黄、黑木耳、蜜枣，旺火煲沸后改用小火煲 2.5 小时，下精盐调味即可。

【功效】莲藕、黑木耳有养胃的功效，排骨可以为人体补充营养，增强体质。

酸辣藕片

【原料】莲藕 500 克，红辣椒 5 个，青椒 5 个，生姜 1 小块，柠檬酸 1/2 大匙，精盐 1 小匙，味精 1/2 小匙。

【做法】莲藕洗净削皮，切成厚薄均匀的片，放入沸水中汆后迅速捞出，浸泡在凉开水中；辣椒洗净去籽，切成环状；姜洗净切末。取一

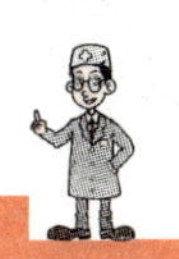

大碗，加入精盐、味精、姜末、辣椒、柠檬酸、藕片，一起浸泡 3 ~ 4 个小时即可。

莲藕炒肉片

【原料】莲藕 300 克，瘦肉 200 克，姜丝、耗油、精盐、酱油、油、清水各适量。

【做法】①莲藕去皮切成薄块片，瘦肉顺着纹路切薄片后用耗油、精盐、酱油、油腌制 10 分钟。

②热锅倒油翻炒莲藕几下，放点清水盖上盖子煮 2 分钟，放精盐调味后铲起备用。

③稍稍用清水洗一下锅，放油热锅爆香姜丝翻炒瘦肉，肉变色后洒一点清水，倒入用清水兑开的粟米粉打个薄薄的芡后装碟即可。

莲藕焖肉

【原料】瘦肉 200 克，莲藕 250 克，姜片、大葱、小葱、干红辣椒、八角、冰糖、料酒、老抽、鸡精各适量。

【做法】①瘦肉洗净均匀切块，开水氽烫 5 分钟，捞出沥水待用。

②莲藕去皮，切成小块，放置清水。大葱切段，小葱切碎，姜切片。

③热油锅，下冰糖，小火炒糖浆，直至深褐色。

④下葱段，姜片煸炒出香味，再倒入瘦肉煸炒，翻面，直至肉身全部均匀上色。

⑤下藕翻炒均匀，再下辣椒、八角炒匀。

⑥依次加料酒、老抽翻炒均匀，最后加入开水，直至淹没肉身。

⑦大火煮开，小火焖煮 40 分钟，再转中火收汁，加适量鸡精，出锅用小葱点缀即可。

香煎莲藕饼

【原料】莲藕150克，绞肉100克，香菜10克，太白粉10克，面粉100克，水500毫升，鲜鸡粉1/3小匙，精盐1/3小匙，糖1/3小匙。

【做法】①将莲藕洗净后切成细丁备用。

②把绞肉、莲藕丁、香菜、太白粉及调味料一起搅拌均匀，做成直径5厘米的圆饼状。

③面粉加水调成面粉浆。

④将做法②的莲藕饼均匀沾裹上面粉浆，用平底锅慢慢煎熟，一面煎3分钟后，翻面再煎3分钟，完成后盛入盘中即可。

绿豆芽

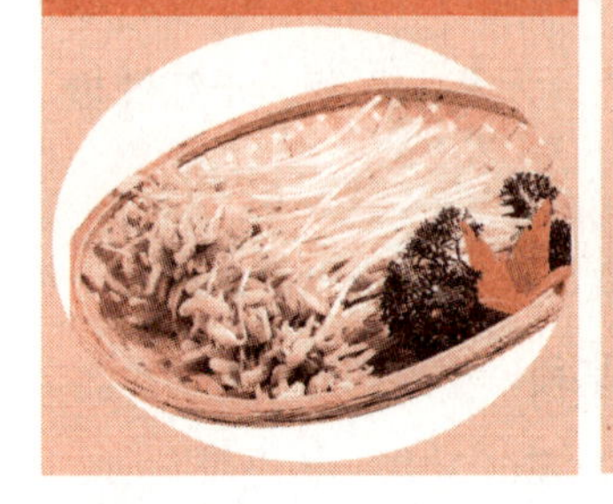

简 介

绿豆芽，即绿豆的芽。绿豆在发芽过程中，维生素C会增加很多，而且部分蛋白质也会分解为各种人所需的氨基酸，可达到绿豆原含量的七倍，所以绿豆芽的营养价值比绿豆更大。

营养价值

绿豆芽含蛋白质、糖类、多种维生素、胡萝卜素、尼克酸，还会使干绿豆原来所含维生素C增加6%。绿豆发芽过程中的部分蛋白质可分解为多种氨基酸，所增加的含量为原有绿豆的7倍多。

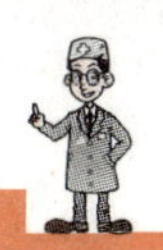

食疗功效

绿豆芽的热量很低，而水分和纤维素含量很高，常吃绿豆芽，对人体健康很有帮助。

经研究发现，绿豆在发芽的过程中，维生素 C 会增加很多，所以，绿豆芽中含有丰富的维生素 C。绿豆芽所含的维生素 C 会吸收人体分泌的肾上腺皮质激素，进而缓解紧张情绪，降低胃溃疡发生几率，从而起到养胃、护胃的作用。另外，绿豆芽中的含镁量也是相当高的，镁具有维护血管和神经系统正常运作的功能，对长期为溃疡所苦的胃病患者来说，是很重要的营养素。

饮食宜忌

绿豆芽性寒，烹调时应配上一点姜丝，以中和它的寒性，十分适于夏季食用。烹调时油盐不宜太多，要尽量保持其清淡的性味和爽口的特点，芽菜下锅后要迅速翻炒，适当加些醋，才能保存水分及维生素 C，而且口感好。绿豆芽纤维较粗，不易消化，且性质偏寒，所以脾胃虚寒之人不宜久食。

调养食谱

黄瓜拌豆芽

【原料】绿豆芽 400 克，黄瓜 100 克，胡萝卜 100 克，葱段、姜丝、精盐、醋、芝麻油各适量。

【做法】①黄瓜洗净，直刀切成片，再切成细丝；胡萝卜也切成丝，撒上精盐稍腌制。

②将绿豆芽择去杂质洗净，入沸水锅里焯熟，捞出，控去水。

③把黄瓜丝、绿豆芽放入碗内，加入胡萝卜丝、葱段、姜丝拌匀，

最后浇上醋、芝麻油即可。

【功效】健脾消食、清热解毒、利水消肿。

菠菜拌豆芽

【原料】绿豆芽150克，菠菜100克，胡萝卜100克，水发粉丝50克，香干丝50克，精盐、酱油、香油、醋、芥末各适量。

【做法】①绿豆芽洗净，胡萝卜洗净切丝，菠菜洗净切段，分别投入沸水锅内焯一下；芥末加水适量调成芥末汁。

②将绿豆芽、胡萝卜丝、菠菜、水发粉丝和香干丝一起放入盆内。

③加入精盐、酱油、醋、芥末汁和香油，拌匀即成。

【功效】利五脏、通血脉、利水消肿。

豆芽滑肉丝

【原料】绿豆芽250克，猪瘦肉125克，料酒10克，精盐5克，味精2克，大葱10克，姜10克，花生油60克，淀粉15克。

【做法】①将绿豆芽洗净，沥去水分。将猪肉洗净，切成4厘米长的细丝，用料酒5克，精盐3克，湿淀粉25克（淀粉15克加水）抓匀上浆，下入四成热油中滑透，倒入漏勺滤油。

②锅内加油30克烧热，放入葱（切丝）、姜（切丝）炝锅，放入绿豆芽用旺火翻炒，加入精盐、料酒、肉丝、味精炒匀，出锅装盘即成。

银芽炒韭菜

【原料】绿豆芽300克，韭菜75克，虾皮5克，植物油40克，醋10克，精盐适量，味精少许。

【做法】①将韭菜择洗干净，切成3厘米长的段。绿豆芽去根，洗净。虾皮洗净，备用。

②炒锅上火，注入植物油烧热，放入虾皮爆香，加入韭菜段、豆芽菜翻炒几下，烹入醋，加入精盐、味精，快速炒至熟即成。

【功效】韭菜营养丰富，含纤维素多，脂肪少，能降压减肥。虾皮富含钙质，是高蛋白、低脂肪食品。两种原料与绿豆芽相配成菜，有很好的减肥健美作用。

香辣绿豆芽

【原料】绿豆芽 300 克，干红辣椒丝、香菜段各少许。油 1 大匙，酱油、醋各 1 小勺，精盐、味精各 1/2 小勺，花椒 10 粒，香油、葱丝各少许。

【做法】①绿豆芽择洗净，下沸水中焯烫片刻即捞出，沥净水分。

②炒锅上火烧热，加少许底油，下入花椒粒炸出香味，捞出不要，放葱丝炝锅，烹醋，下入绿豆芽、干红辣椒丝煸炒片刻，加精盐、酱油、味精翻炒均匀，淋香油，撒香菜段，出锅装盘即可。

香菇

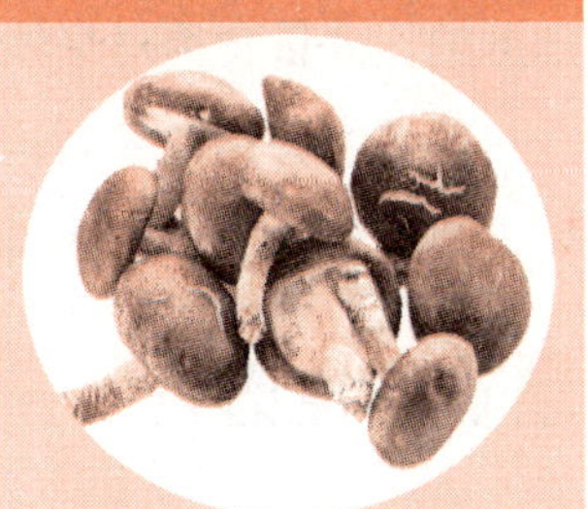

·简　介·

香菇又称冬菇、香菇、香信、香菌、香纹，为侧耳科植物香菇的子实体。我国四川、长江中下游及长江以南地区均有栽培。春、秋、冬季均可采收，除去泥沙杂质，晒干用或鲜用。

营养价值

香菇含脂肪、糖类、蛋白质、多种氨基酸（谷氨酸、丙氨酸等）、乙酰胺、胆碱、腺嘌呤、亚油酸、油酸、棕榈酸、麦角甾醇、角甾醇，维生素 A、维生素 B_1、维生素 B_2、烟酸、纤维素、半纤维素、甘露醇、海藻糖等营养物质。松茸醇为鲜品香气的主要成分，正戊基乙基酮为干品香气的主要成分。除此之外，香菇中尚含钙、磷、铁、香蕈太生等。

食疗功效

香菇具有帮助消化、提升食欲和修复黏膜的功效，适合胃溃疡患者食用。但由于香菇富含纤维，胃病患者吃时要细嚼慢咽，这样才能保证不伤胃；香菇本身含有的非常丰富的 B 族维生素中，维生素 B_1 及维生素 B_2 可维持神经系统正常运作及促进细胞再生，避免消化不良或食欲不振，从而起到养胃、护胃的作用。香菇菌盖部分还含有双链结构的核糖核酸，进入人体后，会产生具有抗癌作用的干扰素，能有效预防胃癌。

另外，香菇中还含有多种维生素、矿物质，对促进人体新陈代谢，提高机体适应力有很大的作用。

饮食宜忌

在选购香菇时，不要选择长得特别肥大的香菇，因为它们有可能是催肥的，大量食用对身体健康不利。

发好的香菇如果暂时不用，要放在冰箱里保存，以免造成营养流失；泡发香菇的水不要丢弃，因为很多营养都溶在水中。

调养食谱

鲜菇肉片汤

【原料】鲜香菇 150 克，当归 30 克，肋条肉 100 克，植物油、湿淀

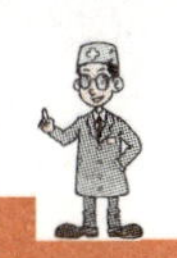

粉、鸡汤、料酒、葱花、姜末、精盐各适量。

【做法】①将香菇洗净切片；当归洗净，放入纱布中扎口做成药袋；肋条肉洗净，切片，加姜末、湿淀粉抓均匀。

②起油锅，倒入肉片，熘炒片刻，烹入料酒，加鸡汤、清水和药袋，改用小火煨煮40分钟。

③取出药袋，加香菇，继续用小火煨煮10分钟，加精盐拌匀，撒葱花即成。

【功效】香菇可以健脾胃、补肝肾、益气血；肋条肉可以补充营养；当归可补血活血、润肠通便，主治虚寒腹痛、肠燥便秘等。故此菜适合做一道养胃菜。

香菇炖豆角

【原料】豆角100克，香菇25克，油30克，葱、姜末各2克，酱油5克，料酒15克，精盐2克，味精5克，水淀粉30克，香油5克，汤适量。

【做法】豆角去筋洗净，坡刀切3厘米长的段，用开水焯一下。香菇洗净去蒂，改刀。放油，葱、姜炝锅，烹料酒，倒入豆角、香菇，放酱油、精盐、味精、汤，待熟透，用湿淀粉勾芡，淋香油，出锅即可。佐餐食用。

【功效】温养脾胃。适宜于脾胃寒虚症肠胃病患者食用。

香菇鸡肉粥

【原料】大米100克，鸡胸肉50克，香菇50克，青菜1棵，食用油、葱、精盐、酱油适量。

【做法】①将大米淘净，香菇用温水泡软剁碎，鸡胸肉剁成泥，青菜、葱切碎。

②油锅热后，加入葱花、鸡胸肉、香菇末翻炒，滴入少许酱油炒入味。把洗净的大米下入锅中翻炒，使之均匀地与香菇、鸡肉等混合。

③再加入适量的清水于锅中，加盖文火熬煮成粥。

④待熟透后再放入青菜，放少许精盐调味即可出锅。

蒸酿香菇豆腐

【原料】北豆腐 350 克，鲜香菇 150 克，榨菜 30 克，酱油 15 克，白砂糖 10 克，精盐 4 克，香油 10 克，玉米淀粉 5 克。

【做法】①将豆腐切成四方小块，中心挖空。

②将洗净泡软的香菇剁碎，榨菜剁碎，加入糖，精盐水淀粉拌匀即成馅料。

③将馅料酿入豆腐中心，摆在碟上蒸熟。

④淋上香油、酱油即可食用。

香菇白菜肉包

【原料】大包粉 600 克，香菇 300 克，猪肉 250 克，姜、酱油、料酒、白菜、精盐、十三香、白糖、鸡精、油、香油、味精各适量。

【做法】①将大包粉加牛奶搅拌均匀用盖子盖上醒发一段时间。

②将白菜切碎，加少量精盐把水泻掉。

③将香菇加热水泡开并切碎，姜切碎，并且加肉搅拌均匀。

④依次加入姜、酱油、料酒、味精、十三香、白糖、鸡精、油、香油、精盐并朝一个方向搅拌均匀。

⑤把面粉揉成剂子，并擀成圆皮包好。

⑥水开后把包子蒸熟即可。

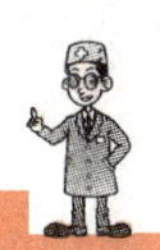

黑木耳

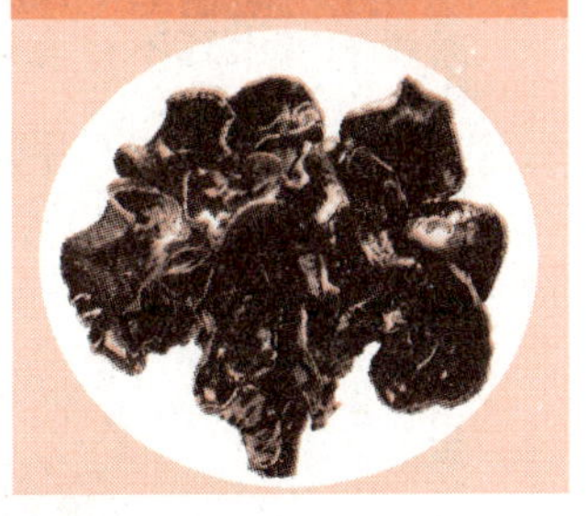

简　介

黑木耳又称木耳、云耳、树鸡、木檽、木蛾、耳子，为真菌门木耳科植物黑木耳的子实体，是生长在阴湿朽木上的一种食用菌，因形似人耳而得名。木耳肉质细腻，滑脆爽口，味道鲜美，具有较高的营养价值，为人们最喜爱的食用菌。

营养价值

黑木耳含有大量蛋白质、糖类、钙、磷、铁、钾、钠，以及少量脂肪、粗纤维、维生素、胡萝卜素等人体所必需的营养成分，还含卵磷脂、脑磷脂。黑木耳味道鲜美，蛋白质含量甚高，被称为“素中之荤”。既可作菜肴甜食，又可煮汤或拼炒肉片。

食疗功效

黑木耳营养丰富，其中的胶质可把残留在人体消化系统内的灰尘、杂质吸附集中起来排出体外，从而起到清胃涤肠的作用。同时，它还有帮助消化纤维类物质的功能，对无意中吃下的难以消化的头发、谷壳、木渣、沙子、金属屑等异物有溶解与烊化作用，从而起到了养胃、护胃的作用。黑木耳还含有抗肿瘤活性物质，能增强机体免疫力，经常食用可起到防癌、抗癌的作用，可作为预防胃癌的火食食材。

另外，黑木耳中铁的含量非常丰富，可以替慢性胃病患者补血，因为慢性胃病患者经常为了抑制胃酸分泌而服用制酸剂，但也同时影响了铁质的吸收。因此多食用黑木耳可以预防缺铁性贫血。

饮食宜忌

干木耳烹调前宜用水泡发，泡发后仍然紧缩在一起的部分不宜食用。

新鲜的黑木耳不宜食用，因为鲜木耳中含有一种叫卟啉的物质，食后容易出现脸部浮肿、手足生水泡、呼吸急促等症状。

调养食谱

木耳猪蹄汤

【原料】猪蹄500克，黑木耳20克，红枣20颗，精盐适量。

【做法】①猪蹄洗净，斩件，飞水。

②黑木耳洗净，用温水浸泡30分钟，去蒂洗净，红枣去核，洗净。

③将适量清水放入煲内，煮沸后加入以上材料，旺火煲沸后改用小火煲3小时，下精盐调味即可。

【功效】此菜中配以红枣、猪蹄，不仅可以提高人体免疫力，抑制癌细胞，对胃病手术后体虚的人也有良好的滋补作用。

凉拌木耳

【原料】黑木耳300克（湿），红萝卜1根，柠檬1个，蒜泥、精盐、白糖、鸡精、陈醋各适量。

【做法】①黑木耳放温水里充分泡发，清洗干净；胡萝卜切成丝，备用；把清洗干净的黑木耳去蒂，撕成小片；用开水把黑木耳焯熟。焯好迅速放凉水中过凉。

②把黑木耳、胡萝卜丝放入大一点的盆里，加蒜泥、葱丝、精盐、白糖、鸡精，少量陈醋一起搅拌均匀，最后淋上柠檬汁即可。

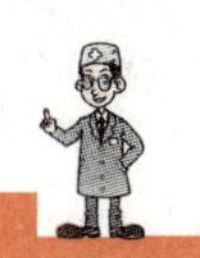

胡萝卜炒木耳

【原料】胡萝卜1根，木耳200克，蒜、葱、精盐各适量。

【做法】①在胡萝卜身上挖上槽后再切片，这样就有点成花形，木耳发好。

②锅烧热加少量的油放入胡萝卜，等胡萝卜八成熟的时候放入蒜、葱爆出香味后放入木耳。

③木耳啪啪响时放入精盐，起锅装盘。

洋葱炒木耳

【原料】洋葱1个，木耳150克，香菜30克，红椒2个，精盐、蒜、鸡粉、白醋、白糖、芝麻油、花椒油、芝麻各适量。

【做法】①洋葱切丝，香菜切段，红椒切碎，木耳用开水泡发，蒜捣成泥。

②碗内放三勺白醋、两勺白糖、一勺精盐、半勺鸡粉、两勺蒜泥、四勺芝麻油、一勺花椒油。

③搅匀后淋在菜上，拌匀，最后撒上芝麻及花生碎即可。

凉拌核桃黑木耳

【原料】黑木耳200克，核桃碎60克，红、绿辣椒2个，姜、蒜、精盐、糖、醋、生抽、香油、红油各适量。

【做法】①黑木耳洗净撕小块，红、绿辣椒切丝，姜、蒜切末。

②黑木耳、红、绿辣椒丝焯水。

③核桃碎用小火炒香。

④碗中放入黑木耳、红、绿辣椒丝、核桃碎和姜、蒜末，加入调味料拌匀。

猴头菇

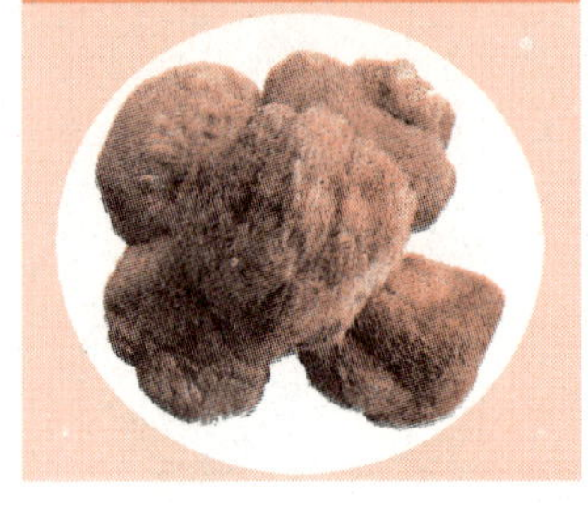

简 介

猴头菇是中国传统的名贵菜肴，肉嫩、味香、鲜美可口。是四大名菜（猴头、熊掌、海参、鱼翅）之一，有“山珍猴头、海味燕窝”之称。

营养价值

猴头菇是一种高蛋白、低脂肪、富含矿物质和维生素的优良食品；猴头菇含不饱和脂肪酸，能降低血胆固醇和甘油三酯含量，调节血脂，利于血液循环，是心血管患者的理想食品；猴头菇含有的多糖体、多肽类及脂肪物质，能抑制癌细胞中遗传物质的合成，从而预防和治疗消化道癌症和其他恶性肿瘤。

食疗功效

猴头菇有独特的消化道系统保护、调理和修复功能，可助消化，益肝脾。猴头菇中含有多种氨基酸和丰富的多糖体，对胃炎、胃癌、食管癌、胃溃疡、十二指肠溃疡等消化道疾病的疗效令人瞩目。猴头菇还有提高细胞免疫功能，缩小肿块的作用。

临床实验证明，食用猴头菇能强化消化功能。中医观点则认为，猴头菇对消化不良和消化性溃疡有很好的功效，是很适合胃病患者食用的养生食材。

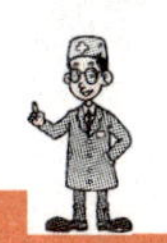

饮食宜忌

低免疫力人群、高脑力人群、对菌物食品过敏者慎用。婴儿和老人均可食用。有心血管疾病、胃肠病的患者更应食用猴头菇。

调养食谱

猴头菇炒木瓜

【原料】猴头菇 100 克，木瓜 300 克，辣椒、植物油、胡椒粉、酱油、精盐各适量。

【做法】①猴头菇泡发洗净切片，入沸水中焯去苦味，捞出控干水；木瓜洗净切片，辣椒切段。

②起油锅，爆香辣椒，下猴头菇、木瓜翻炒。

③加胡椒粉、酱油和适量清水，煎至猴头菇片松软，最后放精盐调味，炒匀即可。

【功效】补肺益气、健脾和胃、止渴利水。

猴头菇炖猪肺

【原料】猴头菇 100 克，猪肺 250 克，姜、精盐各适量。

【做法】①猴头菇泡发洗净切块；猪肺洗净切块，入沸水中焯去血水；姜切片。

②猪肺放锅内，加清水、姜片煮沸。

③猴头菇入锅中煮沸，转中火炖 1.5 小时，加适量精盐调味即可。

【功效】健脾养胃、助消化、利五脏。

沙锅鸡脯猴头菇

【原料】水发猴头菇800克，鸡脯肉600克，干贝50克，火腿120克，冬笋100克，腐竹80克，清汤、葱、姜、精盐、料酒、熟猪油各适量。

【做法】①将水发猴头菇挤干水，切成片；鸡脯肉切成块；干贝去筋，洗净；火腿切成片；冬笋用刀拍松，切成块；腐竹洗净，切成段。

②将腐竹、冬笋、干贝分别下入开水锅中汆透捞出，放入沙锅内烧热，加熟猪油，烧至六成热时，下入猴头菇片、鸡脯肉块、火腿片，锅上旺火，加入葱、姜、料酒、精盐、清汤，炖至鸡脯肉软烂，出锅即可。

【功效】适用于胃溃疡、胃炎。

菜心炒猴头菇

【原料】水发猴头菇800克，火腿片20克，青菜心120克，鸡蛋2个，葱段、姜片、精盐、湿淀粉、鸡汤、熟猪油各适量。

【做法】①将水发猴头菇顺刺切片，入沸水锅内汆10分钟，捞出，控干水，放碗内，加葱段、姜片、精盐、鸡汤，上笼蒸35分钟，取出滗去汤汁，去葱、姜。

②在鸡蛋清碗内加湿淀粉、鸡汤调成糊，涂在猴头菇片上，投入烧热的熟猪油锅中炸成黄色出锅。锅内留底油，烧热后下火腿片、青菜心翻炒，投下猴头菇片、鸡汤烧沸，用湿淀粉勾芡即可。

【功效】开胃健脾。

猴头菇清炖排骨

【原料】鲜猴头菇250克，猪排骨200克，香菇3个，精盐、酱油

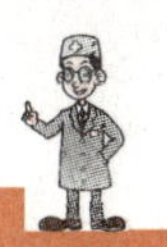

各适量。

【做法】①将鲜猴头菇浸泡去苦味；香菇泡发后切片；猪排骨洗净后切成小块。

②将猴头菇、香菇片、猪排骨一起放入锅中，放水适量，用旺火煮半小时，加入精盐、酱油即可。

【功效】助消化，健身体。

银耳

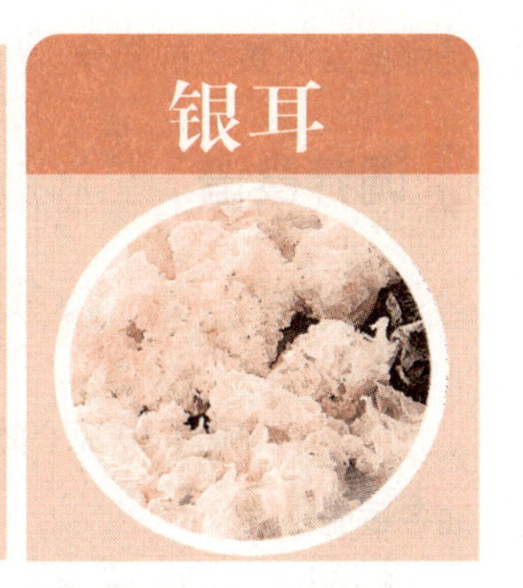

·简 介·

银耳又称白木耳、白木子、白耳子、雪耳，为银耳科植物银耳的子实体。几千年来，它一直被视为珍贵的滋补品，素有“菌中明珠”的美称。我国大部分地区均有分布，福建古田县为食用菌之都。

营养价值

银耳含有蛋白质、碳水化合物、膳食纤维、B族维生素、钠、镁、硒等成分。银耳中的蛋白质含有17种以上的氨基酸，其中6种为人体必需的，故被称为“高级滋养补品”。

食疗功效

古今史著和历代医学家通过临床验证，确认银耳有清润益胃、滋阴润肺、生津止咳等功效。经研究表明，银耳含有丰富的膳食纤维，有助于胃肠蠕动。

另外，银耳含铁质非常丰富，可以帮助胃病患者补血，因为慢性胃病患者经常为了抑制胃酸分泌而服用制酸剂，但也同时影响了铁质的吸收。因此多食银耳可以预防缺铁性贫血。

饮食宜忌

选购银耳时，应以黄白色、朵大、光泽肉厚者为佳品。如根部变黑，菌体呈黑或黄褐色，或有斑点发霉，闻之有异味，则说明已经变质。切不可食用。

在烹调银耳前宜用开水泡开，并在泡发后去掉未发开的部分，尤其是那些呈淡黄色的部分。

调养食谱

瓜仁双耳

【原料】银耳 10 克，木耳 25 克，黑瓜子 50 克，花椒、精盐、植物油各适量。

【做法】①木耳用清水泡透洗净，放沸水锅内焯一下，捞出撕成小块。

②银耳用清水泡透，洗净撕成小朵，放沸水锅内焯一下，捞出备用；黑瓜子剥壳取瓜子仁，放在碗里，加上木耳、银耳、精盐调匀。

③起油锅，放入花椒炸至煳，捞出花椒不用，将热油浇在木耳和银耳上，调拌均匀即可。

【功效】黑瓜子有健胃、利肺、润肠的作用，而银耳配上木耳有清胃涤肠、助消化的功效，食用此菜可以很好地预防胃癌和胃溃疡等。

菠菜银耳汤

【原料】菠菜根 90 克，银耳 9 克。

【做法】将银耳用水浸泡 2 小时后洗净，放入锅中，加水 1 碗半，

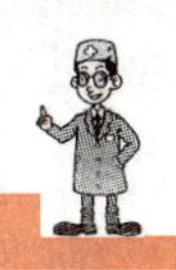

煮约30分钟后加入菠菜根，再煮20分钟即可。

【功效】滋阴润燥，解渴通便。适宜于肠燥便秘者食用，也可用于糖尿病口渴欲饮者。

紫薯银耳汤

【原料】紫薯150克，银耳100克，冰糖适量。

【做法】①将银耳用清水浸泡1小时左右，至银耳变软、完全舒展开来。

②紫薯去皮切小丁。

③银耳泡发好后，冲洗掉灰尘等小杂质，再撕成小片，大小随意。

④将银耳放入汤煲内，加水，煮开后转小火炖煮1小时。水可以多加点，且要一次加足。一定是小火慢炖，才能将胶质煮出来。心急用大火的话，水炖干了银耳也不会烂的。

⑤1小时后，银耳已经煮得比较软了，下入紫薯和冰糖，继续煮45分钟，至紫薯熟透，汤汁黏稠即可。

凉拌银耳

【原料】银耳300克，香菜30克，鲜酱油、鸡精、芝麻油各适量。

【做法】①银耳用水泡至发软，去除硬块，然后洗净。

②锅内水煮开，放入银耳，烧开后需煮2分钟，焖5分钟。然后捞起，沥干水分放入碗中，最后加入鲜酱油、鸡精拌匀。

③香菜洗净切细，放入上述碗中，再放入芝麻油，拌匀即可。

银耳莲子羹

【原料】银耳200克，莲子30克，红枣20颗，百合50克，冰糖少许。

【做法】①银耳用水浸泡后洗净，撕成小朵，莲子、红枣洗净后浸泡。

②百合去杂质，洗净。

③锅内放水，加莲子、红枣、百合煮沸片刻，加银耳煮至浓稠，以冰糖调味即可。

【功效】养血强心，滋阴润燥。

生姜

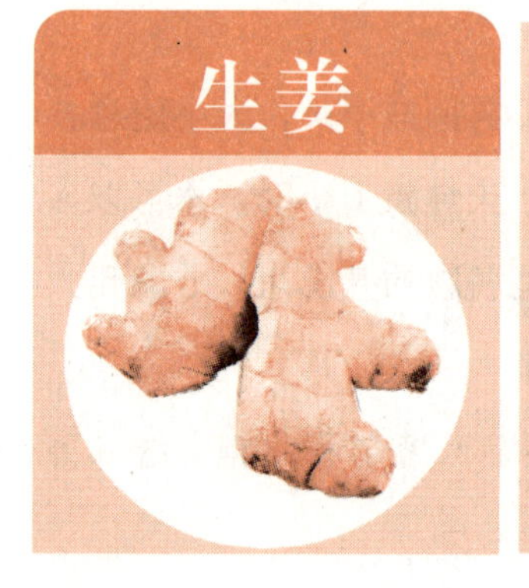

·简 介·

生姜原产于中国和东南亚等地，后相继传入地中海地区、日本、英格兰和美洲。现广泛栽培于世界各温带、亚热带地区。生姜食疗的适应范围很广，疗效也较为显著，是常用的食疗佳品，因此民间流传着“早吃三片姜，赛过喝参汤”的谚语。

营养价值

味辛，性温。能开胃止呕，化痰止咳，发汗解表。含挥发油，主要为姜醇、姜烯、水芹烯、柠檬醛、芳樟醇等；又含辣味成分姜辣素，分解生成姜酮、姜烯酮等。此外，还含天门冬素、谷氨酸、天门冬氨酸、丝氨酸、甘氨酸、苏氨酸、丙氨酸等。

食疗功效

中医认为，生姜味辛性温、无毒，可解表散寒，祛湿利水，止呕祛痰，健胃、解毒，主治胃寒呕吐，咳逆痰喘，腹中冷气，胃纳不佳。

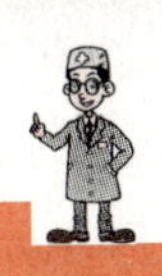

生姜中所含的挥发油能刺激胃液分泌，促进肠蠕动，有健胃作用，对循环、呼吸、神经、内分泌系统也有良好作用，并有抑癌功效。

生姜所含的姜辣素对味觉神经有刺激作用，可以促进食欲，增强胃肠道的消化吸收功能。

饮食宜忌

不要去皮。有些人吃姜喜欢削皮，这样做不能发挥姜的整体功效。鲜姜洗净后即可切丝分片；凡属阴虚火旺、目赤内热者，或患有痈肿疮疖、肺炎、肺脓肿、肺结核、胃溃疡、胆囊炎、肾盂肾炎、糖尿病、痔疮者，都不宜长期食用生姜；从治病的角度看，生姜红糖水只适用于风寒感冒或淋雨后有胃寒、发热的患者，不能用于暑热感冒或风热感冒患者，也不能用于治疗中暑；服用鲜姜汁可治因受寒引起的呕吐，对其他类型的呕吐则不宜使用；不要吃腐烂的生姜。腐烂的生姜会产生一种毒性很强的物质，可使肝细胞变性坏死，诱发肝癌、食道癌等；吃生姜并非多多益善。夏季天气炎热，人们容易口干、烦渴、咽痛、汗多，生姜性辛温，属热性食物，根据“热者寒之”原则，不宜多吃。

调养食谱

生姜粥

【原料】鲜生姜 5 ~ 10 克，大枣 2 ~ 5 枚，粳米 100 ~ 150 克，油、精盐各适量。

【做法】①鲜生姜洗净，切片。

②大枣、粳米淘洗净，入锅，放入姜片，加适量水同煮成粥，加油、精盐调味，再稍煮即成。

【功效】暖脾养胃，祛风散寒。适用于病后或老年人脾虚寒、反胃食少、呕吐清水、腹痛泄泻、头痛鼻塞，以及慢性支气管炎、肺寒喘咳等。若用于风寒感冒则去大枣，加入葱白3根。

韭菜生姜牛奶羹

【原料】韭菜500克，生姜30克，牛奶250毫升。

【做法】①韭菜洗净，切末。生姜刮表皮，洗净，切块。将韭菜、生姜一同放入榨汁机中榨取汁液备用。

②将韭菜生姜汁放入锅中，加入牛奶，小火煮开即可饮用。

【功效】温中散寒，健脾养胃。适用于胃寒型慢性胃炎、十二指肠溃疡。胃寒型慢性胃炎症见胃脘冷痛，呕吐清水，食后腹胀，食冷痛甚，食温则痛缓，大便溏薄，口淡无味，舌质淡白，苔白。

黄姜饭

【原料】白米150克，清水100毫升，浓椰浆100毫升，精盐1/2小匙，黄姜粉1/2小匙，八角2粒，小豆蔻3粒，丁香5粒，鸡腿1只，姜汁1大匙，黄姜粉1/2小匙，精盐1/2小匙，糖1/2小匙，绍兴酒1大匙。

【做法】①把鸡腿加入姜汁、黄姜粉、精盐、糖、绍兴酒搅拌均匀，腌制15分钟，备用。

②把白米用适量清水浸泡15分钟，沥水。把米放入瓦煲里，加入清水、椰浆及白米、精盐、黄姜粉、八角、小豆蔻、丁香拌匀，盖上盖以慢火煮至微干。

③把腌好的鸡腿放在饭上，盖好，以慢火15~20分钟煮至熟透，关火，既可食用。

生姜丝拌鸡丝

【原料】鸡胸肉150克，小黄瓜80克，红萝卜20克，姜丝15克，

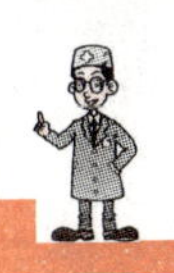

米酒适量，鸡高汤1大匙，精盐1/2小匙，鲜鸡粉少许，米酒3大匙，细砂糖1/2小匙，白胡椒粉少许，香油1/2大匙。

【做法】①鸡胸肉洗净，放入滚水中，加入余烫材料一起烫煮至熟透，捞出放凉后撕成丝备用。

②小黄瓜以少量精盐搓洗一下，洗净切丝备用。

③将做法①与做法②均放入大碗中，加入所有调味料充分拌匀即可。

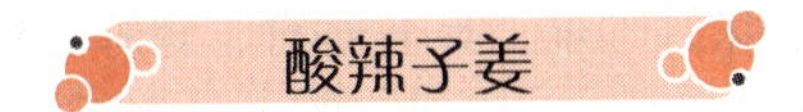

酸辣子姜

【原料】子姜500克，精盐，白醋，白糖。

【做法】①子姜洗净后连皮切成薄片，放在大碗里放点精盐拌匀后腌几分钟后，用力把姜片挤出水分后放在另一碗里（挤掉一部分姜汁，吃的时候就不会太辛辣）。

②往碗里倒点白醋、白糖，把姜片拌匀后，腌半天左右就可以吃了。

板栗

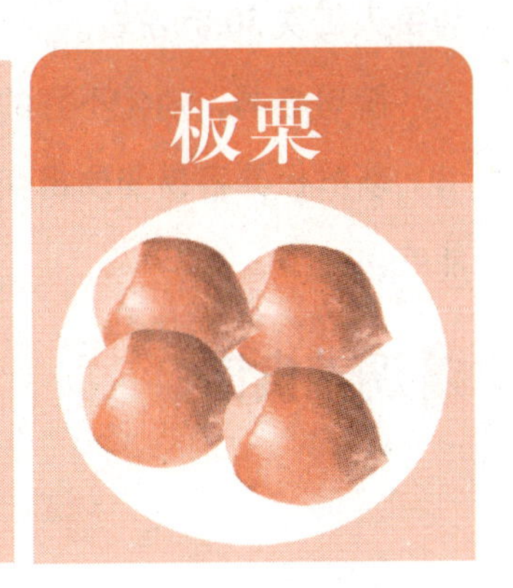

·简 介·

板栗又称栗子、栗果，为壳斗科乔木植物栗的种子。分布于我国华东、中南、西南和河北、山西、辽宁、陕西、甘肃等地。秋季采收成熟果实，除去栗苞、薄衣（内果皮）备用。

营养价值

栗子含蛋白质、脂肪、淀粉、糖类、维生素 B_1、脂肪酶等成分。

栗子的营养丰富，维生素 C 含量比西红柿还要高，更是苹果的十几倍，还有钾、锌、铁等无机盐。中医学认为，栗子能补脾健胃、补肾强筋、活血止血。

食疗功效

中医认为，栗子味甘性温，具有养胃、健脾、补肾、强筋、活血、止血、消肿等功效，适用于肾虚所致的腰膝酸软、腰脚不遂、小便频数和脾胃虚寒引起的慢性腹泻，以及外伤骨折、瘀血肿痛、皮肤生疮、筋骨疼痛等症，还可用于反胃、泄泻、吐血、衄血、便血等症。在《名医别录》中栗子被列为上品，可与人参、黄芪、当归相媲美。

饮食宜忌

板栗生吃难消化，熟食又易滞气，所以一次不宜多食。吃时要细细嚼碎，口感无渣，成为浆液，一点一点咽下去，才能起到效果。推荐量为每人每次 50 克左右。

脾胃虚弱，消化不好的人不宜食用。

新鲜板栗容易变质霉变，吃了发霉板栗会中毒，因此变质的板栗不能吃。

调养食谱

黄焖栗子鸡

【原料】开膛雏鸡 1 只（约 400 克），生栗子 150 克，葱、姜片 10 克，酱油 30 克，甜面酱 25 克，料酒 10 克，味精 1 克，汤 400 克，白

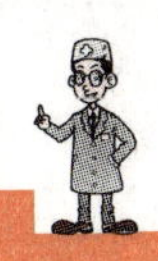

糖30克，水淀粉20克，花生油1000克（约耗75克），花椒油5克。

【做法】①鸡洗净，剁3厘米见方的块，加少许酱油拌匀。栗子洗净，用刀在顶上劈十字刀口，放入锅内加水煮透，捞出剥去皮，劈成两半。

②鸡块和栗子分别下热油锅过油后捞出沥油。

③炒锅内放入少许油，用葱、姜片炝锅，放入甜酱炒出酱香味，放入酱油、汤、料酒、白糖、鸡块和栗子，盖上锅盖，用小火焖至八成熟时转中火，待汤汁剩一半、鸡肉已熟烂时加入味精，用水淀粉勾芡，淋上花椒油即成。

栗子白菜

【原料】栗子100克，白菜300克，猪油25克，酱油、精盐、料酒、味精、白糖、水淀粉、葱花、植物油、高汤各适量。

【做法】①将大白菜去根，一破两半，切成1厘米宽的条（菜根处竖着切几刀，使整个菜心相连）。

②栗子逐个用剪刀剪十字小口，放入锅内煮熟，捞出剥去壳，栗仁一切两半。

③将植物油放入锅内烧热，投入白菜稍炸一下捞出，控净油。

④猪油下锅烧热，用葱花炝锅，下入高汤、酱油、料酒、味精、白糖、精盐、白菜、栗子，烧开，转微火，炖至汤汁剩一半、栗子已焖烂时用水淀粉勾芡，淋上明油即成。

板栗饼

【原料】板栗500克，白糖适量。

【做法】①栗中取肉。将板栗用厨房剪刀剪开，取其肉放在器皿里。

②打磨成泥。将板栗肉加适量水，用多功能食物料理机打碎成泥状，再加入适量白糖，均匀搅拌。

③翻烙成饼。用勺子盛适量板栗泥倒入平底电热锅内，再用勺背轻轻压平、摊圆，最后用中火烙成板栗饼。

栗子烧排骨

【原料】半肥半瘦的大肉排，板栗，八角一颗，酒、冰糖、酱油、精盐、味精、水各适量。

【做法】①先把排骨放入锅里焯水，倒掉血沫，沥干。

②倒入高压锅，放入板栗，加入调料，加入水刚好没过排骨就好。

③盖上盖，大火压 5 分钟，再转中火 10 分钟，即可。

④用自来水冲高压锅，使其降温后开盖，把焖好的排骨和板栗倒入炒锅中，用中火将多的汁水收浓，待出油上色，马上要干时即可关火，上碟。

玉米板栗排骨汤

【原料】排骨 400 克，板栗十余个，甜嫩玉米 1 个，枸杞、料酒、精盐和姜片适量。

【做法】①玉米切成块，板栗剥皮。

②放半锅清水，放入洗净的排骨，用大火烧开，此时汤面会出现一层泡沫，这就是被煮出来的血水，关火，把排骨捞出洗净。

③沙锅放适量水烧开（一次放够，中途不再加水），把排骨、玉米块、板栗和姜、料酒一起放入，用大火烧开后转小火。

④小火炖两个小时，放枸杞和精盐调味即可。

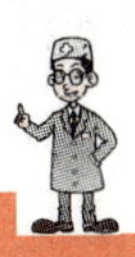

莲子

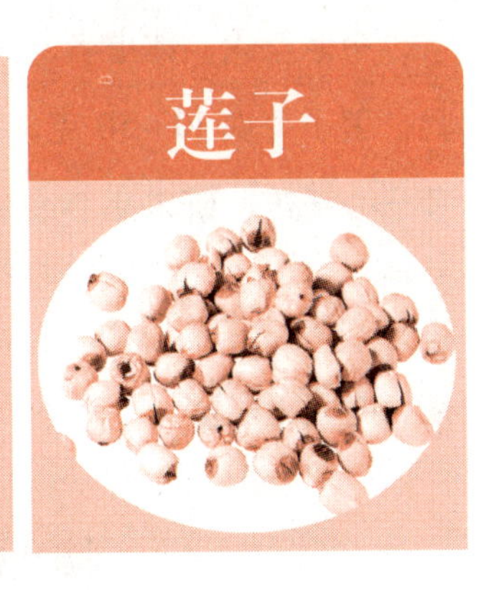

·简　介·

莲子，是睡莲科水生草本植物莲的种子，又称白莲、莲实、莲米、莲肉。莲，又称荷芙蓉、水芝。我国大部分地区均有出产，而以江西赣州、福建建宁产者最佳。

营养价值

莲子含大量的淀粉和棉子糖，蛋白质占16.6%，脂肪占2.0%，糖类占62%，钙占0.089%，磷占0.285%，铁占0.0064%，另含子荚含荷味碱、N－去甲基荷叶碱、氧化黄心树宁碱和N－去甲亚美罂粟碱，具有收敛、镇静作用。氧化黄心树宁碱尚有抑制鼻咽癌生长的作用。

莲子的营养十分丰富，除含有大量淀粉外，还含有β－谷甾醇、生物碱及丰富的钙、磷、铁等无机盐和维生素。

食疗功效

祖国医学认为，莲子善于补五脏不足，通利十二经脉气血，使气血畅而不腐，莲子所含氧化黄心树宁碱对鼻咽癌有抑制作用，这一切，构成了莲子防癌抗癌的营养保健功能，因此，食用莲子可作为预防胃癌和相关胃病的很好的食材。

另外，莲子具有健脾补胃、清心醒脾、补中养神、止泻固精、滋补元气等功效。我国著名医书《王氏医案》有记载：莲子，最补胃气而镇虚逆，若反胃由于胃虚，而气冲不纳者，但日以干子细嚼而咽之，胜于他药多矣。

饮食宜忌

中老年人、体虚者、失眠者、食欲不振者及癌症患者非常适宜食用。莲子每次30～50克，莲子心每次3克。变黄发霉的莲子不要食用。莲子心味苦，研末后吞食较好。莲子是滋补之品，便秘和脘腹胀闷者忌用。

调养食谱

莲子芡实猪心汤

【原料】莲子80克，猪心400克，猪瘦肉200克，芡实50克，蜜枣20克，精盐适量。

【做法】①猪心对半切开，清洗干净，切成片。

②猪瘦肉洗净切片；莲子、芡实、蜜枣提前浸泡，洗净待用。

③瓦煲内加适量清水，大火把水煮沸，放入莲子、猪心片、猪肉片、芡实、蜜枣，煮沸后改小火煲2小时，下精盐调味即可。

【功效】补中益气、健脾养胃、预防胃癌。

雪蛤莲子鸡汤

【原料】莲子60克，鸡肉500克，雪蛤膏20克，红枣20克，生姜2片，精盐适量。

【做法】①鸡肉洗净，切片，飞水。

②雪蛤膏用清水浸涨，挑净污垢，洗净；红枣、莲子洗净。

③将适量清水放入煲内，煮沸后加入鸡肉、雪蛤膏、莲子、红枣、生姜片，猛火煲滚后改用慢火煲2小时，下精盐调味即可。

【功效】温中益气、补虚填精、健脾胃、活血脉。

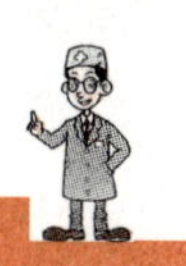

双莲焖排骨

【原料】小肋排500克，莲藕1小节，莲子15粒左右，葱白1段，姜3片，蒜3瓣，干山楂片8片，番茄酱70克，生抽3汤匙（45毫升），老抽2汤匙（30毫升），糖1汤匙（15克），精盐1茶匙（5克）。

【做法】①排骨清净后，斩成3厘米长的段，浸泡在清水里20分钟，将里面的血水充分泡出，然后把浸泡的水倒掉不要，再反复将排骨冲洗几次后沥干。

②大葱白斜切成段，蒜切薄片备用。莲藕削去外皮，切成4厘米大小的滚刀块儿放入滴有白醋的清水中浸泡，以防止氧化变黑。

③锅中倒入油（油量稍微比平时炒菜的量大一些），待油六成热时，将沥干水分的排骨放入锅中，中火炒至肉缩紧，两侧的骨头略露出来，这个炒制的过程，大约为6分钟。

④接着把沥干水分的莲藕块儿和洗净的莲子放入锅中，翻炒两下后加入番茄酱炒匀。

⑤将水倒入排骨中（水的量大约可以没过食材的3/4即可），大火烧开后，放入山楂片，加入生抽、老抽、精盐、糖炒匀，盖上盖子，转小火焖30分钟左右即可。

莲子肚片汤

【原料】猪肚150克，莲子30克，料酒5克，大葱3克，姜3克，精盐3克，味精1克。

【做法】①猪肚切片；莲子加水适量蒸酥。

②猪肚放入锅内，加入清水、姜片、绍酒，放至旺火上煮沸，撇去浮沫。

③转用文火煮酥后，放入莲子（莲汁），加入精盐、味精、绍酒调味，撒上葱花即可。

八宝莲子粥

【原料】糯米200克，莲子100克，核桃50克，蜜枣50克，葵花子（生）25克，葡萄干50克，梅子50克。

【做法】①将莲子淘洗干净，去芯；青梅切成细丝；核桃仁用温水浸泡后，剥去外衣，切碎；蜜枣去核，切成细丁。

②糯米加水煮成稀粥，再加入其他原料，以白糖调味即可。

黄豆

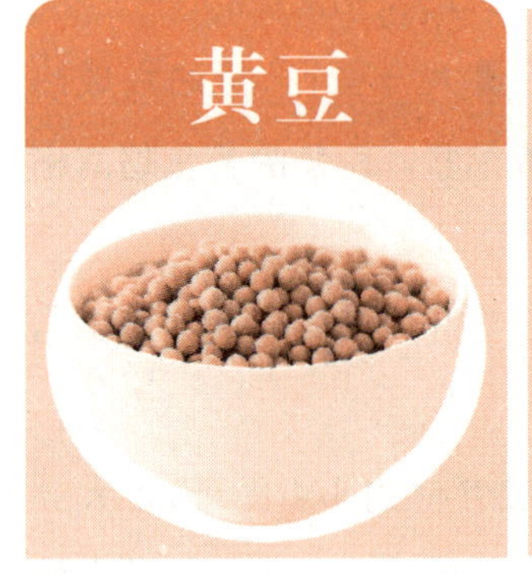

·简 介·

豆科草本植物大豆的黄色种子。又称黄大豆。中国各地均有分布。秋季采收近成熟或成熟果荚，除去荚壳，鲜用或晒干备用。

营养价值

味甘，性平。能健脾利湿，益血补虚，解毒。含丰富的蛋白质，并含人体必需的多种氨基酸，尤以赖氨酸含量最高；还含大量脂肪，其中主要为不饱和脂肪酸（亚油酸、油酸、亚麻酸等）；以及磷酯、钙、磷、铁、钾、钠、胡萝卜素、维生素 B_1、维生素 B_2、维生素 B_{12}、烟酸、叶酸、胆碱、大豆黄酮甙、皂甙等成分。

食疗功效

黄豆的蛋白质含量是瘦肉和牛奶的2倍，对病后虚弱的胃病患者来

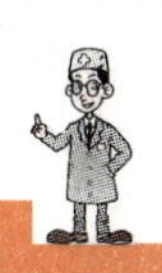

说，是很好的营养来源。但因黄豆的膳食纤维含量高，所以，应该煮得软烂，吃时要细嚼慢咽，才能保证不伤胃。由于胃溃疡患者宜食易消化、纤维细、营养丰富的食物，而黄豆含有的植物性蛋白不亚于肉、蛋、奶类，加上口感柔软且易消化，所以很适合溃疡患者、脾胃虚弱者及胃部手术后患者食用。

另外，黄豆中含铁质丰富，可以替慢性胃病患者补血，因为慢性胃病患者经常为了抑制胃酸分泌而服用制酸剂，但也同时影响了铁质的吸收。因此多食用黄豆可以预防缺铁性贫血。

饮食宜忌

黄豆性偏寒，胃寒者和易腹泻、腹胀，脾虚者以及常出现遗精的肾亏者不宜多食。不可生吃，有毒。食用了不完全熟的豆浆可能出现胀肚、拉肚子、呕吐、发烧等不同程度的食物中毒症状。

中毒成分及机理：生大豆中含有一种胰蛋白酶抑制剂，进入机体后会抑制体内胰蛋白酶的正常活性，并对胃肠有刺激作用。

调养食谱

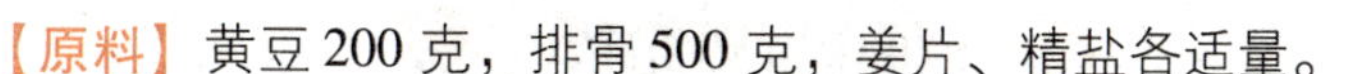

黄豆排骨汤

【原料】黄豆200克，排骨500克，姜片、精盐各适量。

【做法】①猪排骨洗净，斩件，入沸水中焯去血水。

②黄豆用清水泡30分钟，洗净。

③将适量清水注入煲内煮沸，放入黄豆、排骨、姜片再次煮沸后改小火煲2小时，下精盐调味即可。

【功效】开胃消食、滋阴壮阳、益精补血。

芹菜拌黄豆

【原料】黄豆 50 克，芹菜 400 克，花椒、精盐、植物油各适量。

【做法】①将芹菜择洗干净，切成 3 厘米长的小段，用开水烫一下捞出，入凉水过凉，控干水分备用；黄豆煮熟晾干。

②花椒放入热油内炸出花椒油。

③将芹菜放入盘内，黄豆放在芹菜上面，加入精盐、花椒油拌匀即成。

【功效】利尿消肿、防癌抗癌、养血补虚。

黄豆粥

【原料】黄豆 15 克，大米 50 克，红枣 9 枚。

【做法】①将黄豆洗净浸泡半小时。

②将大米、红枣分别洗净。

③锅内放适量清水，置旺火上，先将黄豆煮烂，再加入大米、红枣继续煮，待大米、红枣煮熟即可。

【功效】健脾，补血，利水，降血压，降血糖，去脂瘦身，美容养颜。

黄豆芽炒粉条

【原料】黄豆芽 250 克，粉条 150 克，里脊肉 150 克，韭菜 100 克，生粉 1 小勺，精盐 1 小勺，料酒 1 小勺，生抽 1 小勺，胡椒粉 1/4 小勺。

【做法】①豆芽摘洗干净，里脊肉切丝用 1/4 小勺精盐、1/4 小勺生抽、料酒、生粉拌匀腌制 10 分钟。

②粉条煮熟，捞出沥干水。

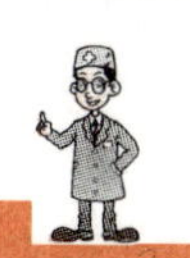

③锅内烧热油下肉丝炒熟盛出。

④锅内再次烧热油，下葱姜炒香，倒入豆芽翻炒均匀。

⑤下粉条，加半杯水，剩余的调料全部倒入炒匀。

⑥盖盖焖10分钟至汤汁浓稠，出锅前撒入肉丝，韭菜段炒10秒立即关火。

黄豆芽拌米饭

【原料】黄豆芽4两，黑木耳丝1/3杯（约1两），白米2杯，高汤2杯，精盐2小匙，酒1/2大匙，香油2小匙，色拉油1/2大匙，胡椒粉1小匙。

【做法】①将米洗净沥干水分，加入2杯高汤，浸泡15～20分钟，再加入调味料略拌匀备用。

②黄豆芽洗净与黑木耳丝一起铺在米上，放入电饭锅中煮熟，煮好后需再焖15分钟，打开锅盖后，用饭匙由下往上轻轻拌匀即可。

苹果

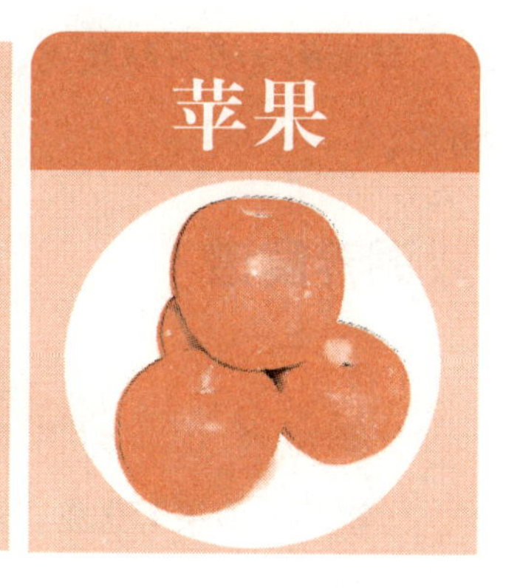

简 介

苹果，古称频婆，又名平果、绵苹果、柰子、蛇果等，为蔷薇科苹果属植物苹果的果实，味道酸甜可口，营养价值和医疗价值都很高，是世界上产量最多的水果之一。

营养价值

苹果营养丰富，含有蛋白质、碳水化合物、维生素A、维生素B

族、维生素C、胡萝卜素、有机酸、果胶、钙、磷、铬、锌等多种成分。此外，苹果皮中还含有三十蜡烷等成分。

食疗功效

据分析，苹果止泻、通便的双重作用，是由于它含有丰富的纤维素、鞣酸、果酸等物质。纤维素可促进肠的蠕动，从而使大便畅通，再加上苹果的有机酸成分刺激肠壁，增进肠蠕动，故可望祛除便秘者的便秘苦痛。

苹果中的鞣酸、果酸等成分，能抑制肠道不正常的活动，从而起到止泻的作用。有报道，取苹果干粉15克空腹服下，对治疗单纯性慢性腹泻可起到一定的效果。

饮食宜忌

吃苹果时要细嚼慢咽，并且注意不要在饭前吃，以免影响正常的进食和消化。

苹果富含糖类，糖尿病患者不宜多食。

苹果中含有发酵糖类，容易引起龋齿，所以吃苹果后一定要马上漱口。

调养食谱

金丝苹果

【原料】苹果150克，鸡蛋1个，淀粉100克，白糖、植物油、芝麻、干面粉各适量。

【做法】①将苹果洗净，去皮、核，切成小菱形块，裹匀干面粉。

②淀粉加少量水调稀，鸡蛋打入碗内用水调稀。将两者混合调匀，

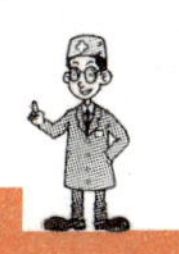

即成鸡蛋淀粉糊。

③将苹果块在鸡蛋淀粉糊内蘸匀，滚匀芝麻，放在热油锅内炸透，捞出控油备用。

④锅内加油、水和白糖烧热，待表面小油泡变成大泡时，放入炸好的苹果块，搅匀后立即出锅，盛在盘中即可。

【功效】**健脾和胃，涩肠润肺。**

苹果玉米汤

【原料】苹果 2 个，玉米 3 个，鸡腿 1 块，姜 1 块。

【做法】①鸡腿去掉皮下脂肪，飞水；苹果和玉米切成块。

②把飞过水的鸡腿和玉米、苹果，加上 2000 克的水--同下入锅中。

③大火煮到滚，再转小火煲 40 分钟即可，喝时调味。

番茄苹果汁

【原料】番茄 200 克，苹果 100 克，芹菜 30 克，柠檬汁 30 克。

【做法】①番茄洗净去皮、蒂，苹果洗净去皮、核，均切成小丁。芹菜洗净切成小段。

②将番茄丁、苹果丁、芹菜段放入榨汁器榨汁，倒入杯中。

③加入柠檬汁即可饮用。

拔丝苹果

【原料】苹果 4 个（个头比较小），精盐 1/2 茶匙，淀粉 80 克，白糖 60 克，油 20 克。

【做法】①准备食材。

②苹果去皮切小块泡在精盐水里。

③苹果沥干水后蘸上干淀粉。

④锅里倒入适量的油（用直径比较小，比较深的容器比较省油）。

⑤油热后放入苹果。

⑥炸至淀粉变硬捞出控油。

⑦锅里放入20毫升的油和60克白糖。

⑧用小火炒至白糖溶化，呈琥珀色。

⑨倒入苹果快速翻炒几下。

⑩盛入事先抹了油的盘子里。

苹果蛋糕

【原料】低筋面粉100克，奶油100克，糖100克，精盐1/2小匙，蛋2个，牛奶20克，苹果1个，柠檬1/2个，肉桂粉2小匙。

【做法】①苹果和柠檬洗净，取3/4个苹果切成小丁。

②将柠檬绿色皮部分磨成粉屑，再将柠檬榨汁备用。

③将做法①、②材料和肉桂粉拌匀备用。

④奶油置于室温软化后切片，与过筛后的低筋面粉拌匀，以打蛋器打至体积稍膨发，呈乳白色即可。

⑤将糖粉过筛加入拌匀至体积膨大，即可将蛋分次加入拌匀。

⑥牛奶亦分次加入拌匀，拌好的面糊应呈光滑状，以橡皮刮刀捞取面糊，会呈倒三角滴垂状。

⑦最后加入做法③材料拌匀，即可装模入烤箱，以170℃约烤30分钟即可。

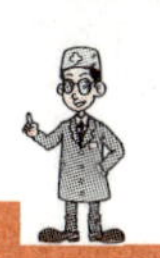

·简 介·

木瓜又叫番瓜、海棠梨、铁脚梨。木瓜果皮光滑美观，果肉厚实细致，香味浓郁，汁水丰盈，有“百益之果”“水果之皇”“万寿果”的美称。

木瓜

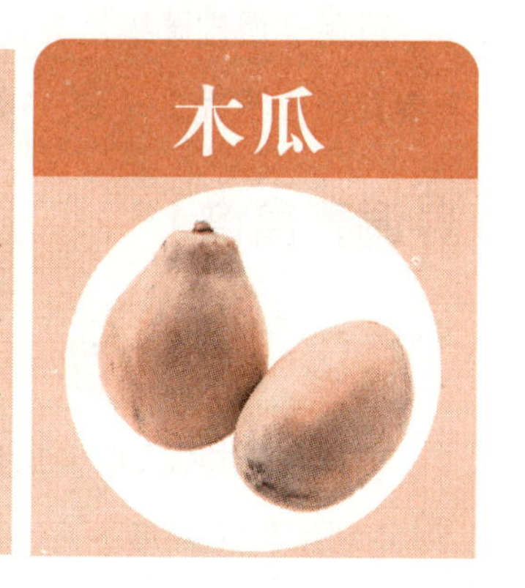

营养价值

木瓜中含有蛋白质、脂肪、膳食纤维、维生素 A、维生素 B_1、维生素 B_2、维生素 C、维生素 E、钾、锌等成分。木瓜中维生素 C 的含量是苹果的 48 倍，半个中等大小的木瓜足够供给成人整天所需的维生素 C。

食疗功效

有研究表明，木瓜适合胃的脾性，可以作为养胃的食物，不过胃酸多的人不宜食太多。木瓜是一种营养非常丰富的水果，含有番木瓜碱、木瓜蛋白酶、木瓜凝乳酶、番茄烃、维生素 B、维生素 C、维生素 E、碳水化合物、蛋白质、脂肪、胡萝卜素、隐黄素、蝴蝶梅黄素、隐黄素环氨基化物等营养成分。其中，B 族维生素可维持神经系统正常动作及促进细胞再生，避免消化不良或食欲不振，从而起到养胃、护胃的作用；而木瓜特有的木瓜酵素能健胃润肺，还可以帮助消化、治胃病；维生素 C 会吸收人体分泌的肾上腺皮质激素，进而缓解紧张情绪，降低胃溃疡的发生几率。

饮食宜忌

适用于慢性萎缩性胃炎患者、缺奶性产妇、风湿病、消化不良、肥胖者食用，不适宜孕妇、过敏体质人士。

调养食谱

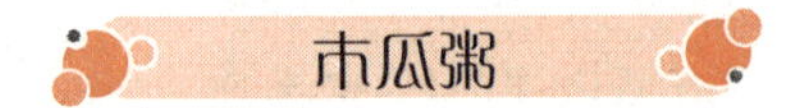

木瓜粥

【原料】木瓜 200 克，粳米 100 克，白砂糖 50 克。

【做法】①木瓜去皮、去籽，洗净，用冷水浸泡后，上笼蒸熟，趁热切成小块。

②粳米淘洗干净，用冷水浸泡半小时，捞起，沥干水分。

③锅中加入约 1000 毫升冷水，放入粳米，先用旺火煮沸后，再改用小火煮半小时，下木瓜块，加白砂糖调味，续煮至粳米软烂，即可。

【功效】食用粳米对消化力薄弱的人最相宜，故本品适合脾胃虚弱者食用。

木瓜炖猪蹄

【原料】木瓜 30 克，猪蹄 300 克，料酒、姜、葱、精盐、鸡精各适量。

【做法】①木瓜去皮、去籽，洗净后切成薄片；猪蹄去毛后切块，洗净；姜切片，葱切段。

②将木瓜、猪蹄、料酒、姜、葱一同放炖锅内，加入 2500 毫升清水。

③用大火烧沸，再改用小火炖 45 分钟，待猪蹄熟透后加精盐、鸡精调味即成。

【功效】本品具有舒经活络、化湿和胃之功效，适于筋脉拘急、风湿痛、关节不利、脚气肿胀的患者食用。

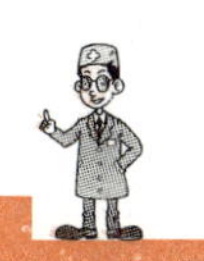

木瓜炖雪蛤

【原料】小木瓜1个，发好雪蛤50克，净水150毫升，冰糖20～30克，牙签2根。

【做法】①先在小木瓜顶部1/4处开口一分为二把木瓜籽去掉，盖子留着。

②把发好的雪蛤放入挖空的木瓜里，加净水，冰糖20克，盖上木瓜（用牙签插着以免倾斜），上锅隔水蒸20分钟（如果木瓜生可延长5分钟），即可。

木瓜鱼头汤

【原料】胖鱼头1000克，木瓜半个，高汤、精盐、味精、鸡粉、姜片、香菇、陈皮丝、葱花各适量。

【做法】①先将鱼头切开洗干净。

②把锅烧热放入姜片、鱼头双面煎制。

③倒入高汤、木瓜高火煮5分钟。

④调味装盘即成。

青木瓜水饺

【原料】水饺皮300克，青木瓜250克，鸡肉100克，绞肉100克，蒜头2个，精盐2小匙，糖1小匙，胡椒粉1小匙，香油1大匙。

【做法】①青木瓜去皮、洗净后去头对切，去籽再刨丝，放入碗中加入1小匙精盐一起抓匀腌约15分钟，再用力抓青木瓜丝沥干水分备用。

②鸡肉去皮、骨切小丁；蒜头切末备用。

③取一大容器放入做法①、②准备好的材料和其余材料及调味料一起搅拌均匀，摔打至有黏性成青木瓜肉馅。

④取一片水饺皮，于中间部分放上适量做法③的青木瓜肉馅，将上下两边皮对折粘起，再于接口处依序折上花纹让其更加粘紧，重复此动作至材料用毕。

⑤热一锅水煮至滚沸后先滴入少许香油，再放入做法④包好的青木瓜水饺，煮5~6分钟至水重新滚沸。

⑥于做法⑤锅内加入一量杯水，待水再次滚沸后将青木瓜水饺捞出即可。

猕猴桃

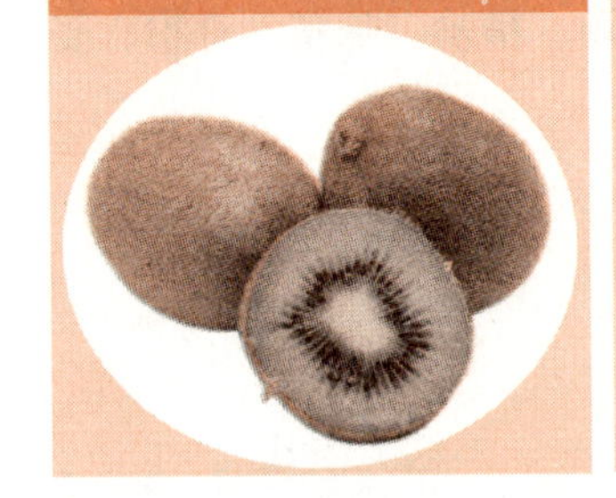

简 介

猕猴桃又叫杨桃、藤梨。猕猴桃中含有多种人体必需的营养成分，故有“果中珍品”“益寿水果”的美称。

营养价值

猕猴桃有较高的营养价值，每百克可食部分含维生素C高达400毫克，尚含糖、蛋白质、维生素B_1、胡萝卜素、有机酸、猕猴桃碱，以及钙、磷、铁、钾、镁、硫等多种矿物质。

食疗功效

近年有关猕猴桃能抗癌的研究成果引起了人们的普遍关注。研究表明，猕猴桃是亚硝基化合物的有效阻断剂，能有效地阻止亚硝盐，在体内形成亚硝胺，从而发挥抗癌作用，这对预防胃癌意义十分重大。严重

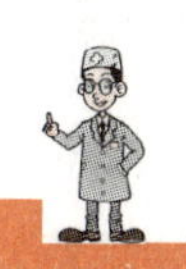

胃病如慢性萎缩性胃炎伴肠化者，有癌变的可能，因此，吃点猕猴桃会大有益处。食欲不振、消化不良的人，可取猕猴桃 100 克，去皮食用，或加水煮食。胃癌患者，可取鲜猕猴桃 100～200 克绞汁饮服，或加水浓煎汁吃下。有呕恶或呃逆的，可加生姜汁数滴，搅和喝下。

饮食宜忌

食用猕猴桃后，不要马上喝牛奶或食用其他乳制品。因为猴猴桃中含有丰富的维生素 C，易与奶制品中的蛋白质凝结成块，不但影响消化和吸收，还会使人出现腹胀、腹泻的症状。

调养食谱

猕猴桃银耳羹

【原料】猕猴桃 100 克，水发银耳 50 克，白糖适量。

【做法】①将猕猴桃洗净，去皮、切片。

②水发银耳去杂，洗净撕片，放锅内，加水适量，煮至银耳熟，加入猕猴桃片、白糖，煮沸出锅。

【功效】滋阴养胃，适用于烦热、食欲不振、消化不良、肺热咳嗽等症。

蛋酥猕猴桃

【原料】猕猴桃 500 克，精面粉、白糖各 200 克，鸡蛋 2 枚，花生油 1000 毫升。

【做法】①猕猴桃去毛洗净，对半切开。

②鸡蛋磕于碗内，抽打起泡，调面粉，加熟花生油 30 毫升，搅成蛋面糊。

③炒锅放火上，倒入花生油，烧至七成热，将猕猴桃逐片挂面糊下

锅，炸至金黄色，捞起装盘。

④原锅放火上，锅里留油15毫升，加入清水、白糖，溶成糖液，将糖液淋于炸好的猕猴桃片上即成。

猕猴桃冰沙

【原料】菠萝汁200毫升，猕猴桃3个，樱桃100克，冰块适量。

【做法】①削掉猕猴桃的皮，并切成小块。

②把猕猴桃、冰块、菠萝汁放进榨汁机搅碎。

③将打碎的配料倒入杯子里，加樱桃放在上面点缀。

猕猴桃肉丝

【原料】猪瘦肉300克，猕猴桃100克，精盐、料酒、白糖、胡椒粉、蛋清、淀粉、高汤、食用油各适量。

【做法】①将猪瘦肉洗净切成丝，用精盐、料酒、蛋清、淀粉上浆待用。猕猴桃洗净去皮切丝待用。

②用碗将精盐、料酒、白糖、胡椒粉、高汤、水淀粉对成芡汁待用。

③坐锅点火入油至五成热时，下浆好的猪肉丝炒散，下猕猴桃丝略炒匀，烹入对好的芡汁，收汁起锅入盘即可。

猕猴桃枸杞甜粥

【原料】猕猴桃2个，白米100克，枸杞30颗左右，白糖或冰糖适量。

【做法】①白米洗净，泡一会儿，这样比较易煮。

②猕猴桃去皮切片；枸杞冲洗干净，备用；白米入锅，加水煮，煮至米一颗颗都涨开，变浓稠时，下枸杞、猕猴桃片，再煮3分钟左右，加适量白糖或冰糖调味即可。

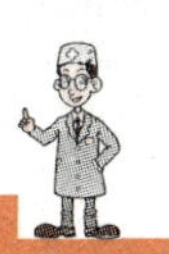

荔枝

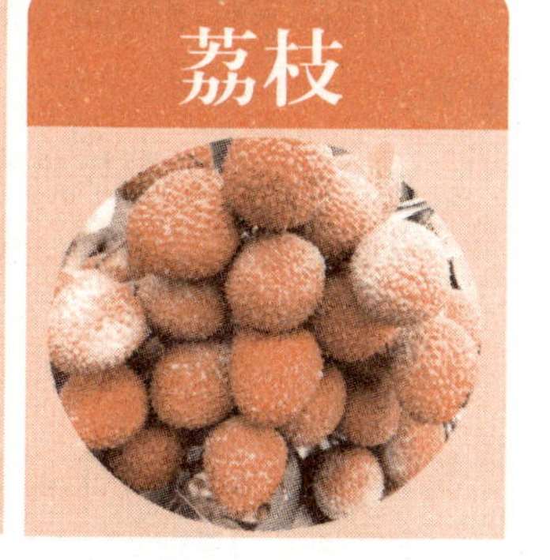

简　介

荔枝又称离支、丹荔、火山荔、丽枝、勒荔、荔支，为无患子科植物荔枝的成熟果实。果色红，果皮有皱纹，肉色淡白如玉，味甘多津。荔枝与香蕉、菠萝、龙眼一同号称南国四大果品。

营养价值

荔枝含有蛋白质、脂肪、碳水化合物、膳食纤维、多种维生素、柠檬酸、果胶、钾、磷、钠、硒等成分。

食疗功效

理气散结、止痛，有止呃逆、止腹泻的功效，是顽固性呃逆及五更泻者的食疗佳品。

饮食宜忌

荔枝不可多食。鲜品少量食用生津止渴，多食反而令人烦渴发热，因其性温，故阴虚火旺者慎用。过食荔枝可致“荔枝病”，这是由于低血糖引起的一种急性热病，轻则恶心，四肢无力，重则头晕，心悸，出汗，昏迷。

调养食谱

荔枝桂花粳

【原料】热水 1000 毫升，荔枝 15 粒，桂花干 2 茶匙，桂花蜜 4 茶匙，大菜 10 克，冰糖适量。

【做法】①用搅拌机打碎荔枝，备用。

②把大菜和冰糖放入热水中煮，大菜煮溶后，下桂花干，再煮数分钟。

③关火，加入荔枝和桂花蜜，拌匀。

④倒入器皿待凉了，放进冰箱 2 小时即可。

荔枝炖蛋

【原料】荔枝 20 个，银耳 1 朵，鹌鹑蛋 20 个，冰糖适量。

【做法】①荔枝剥壳去核，银耳用温水泡发，撕成小朵。

②清洗干净的银耳放进锅里，加荔枝，倒入水，放入冰糖，煮至黏稠。

③将煮好的银耳倒入深口碗中，置于蒸锅上，敲入鹌鹑蛋，用小火炖半个小时，至蛋成熟后即可。

荔枝花枝片

【原料】墨鱼（花枝）200 克，荔枝 50 克，黄瓜片、红椒片各适量，姜片、蒜片、精盐、鸡精、淀粉、香油、色拉油各适量。

【做法】①墨鱼洗净切片，加精盐、鸡精、淀粉上浆待用；荔枝去皮取肉，焯水待用。

②锅内入油烧热，入姜片、蒜片煸香，放入原料，加精盐、鸡精、香油一起煸炒，装盘即成。

荔枝鸭粥

【原料】粳米 100 克，鸭 1500 克，荷叶 30 克，荔枝 50 克，精盐 2 克，酱油 5 克，料酒 5 克，植物油 20 克。

【做法】①粳米淘洗干净，用冷水浸泡半小时，捞出，沥干水分。

②将鸭去毛及内脏，洗净，下沸水锅煮至半熟。

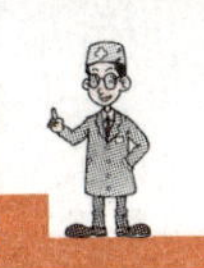

③捞出晾干，去骨。

④鸭肉切成薄片，加料酒、酱油拌匀。

⑤炒锅放入植物油烧热，下鸭肉片、荔枝肉，加入煮鸭原汤和精盐。

⑥用中火煮半小时，放入粳米，用荷叶盖在上面，一同煮熟即可。

猪肚炖荔枝

【原料】猪肚500克，荔枝200克，精盐5克。

【做法】①将荔枝剥壳去籽。

②将猪肚翻面，以面粉反复揉搓，清理干净。

③再翻面，冲洗干净，切成片状。

④将猪肚、荔枝放入锅内，加8碗水，以大火烧开。

⑤用小火慢炖1小时后，猪肚熟软，即可加精盐调味，完成。

香蕉

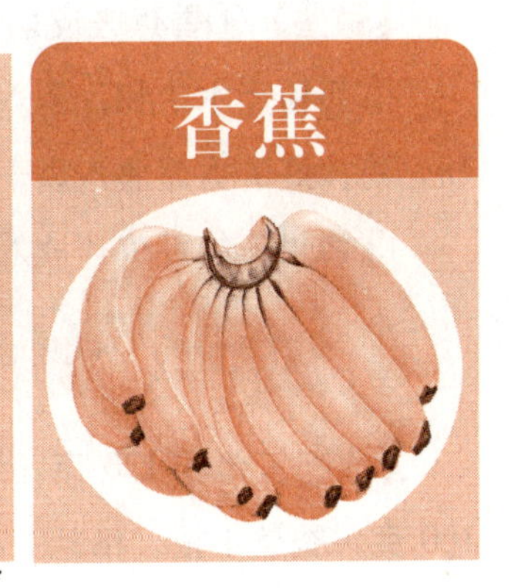

简 介

香蕉又称香牙蕉，盛产于热带、亚热带地区。传说佛祖释迦牟尼因吃了香蕉而获得智慧，故香蕉被称为“智慧之果”。

营养价值

香蕉含有大量的碳水化合物及多种维生素，但含胆固醇及钠却非常低。此外，香蕉还含有蛋白质、碳水化合物、胡萝卜素、膳食纤维、生物碱及钙、磷等矿物质。

食疗功效

香蕉性寒，味甘，无毒，具有健胃消食、润肠通便、益气生津等功效，适用于消化不良、便秘等病症。现代医学研究表明，香蕉对某些药物诱发的胃溃疡有保护作用。英国科学家发现，未成熟的香蕉里含有一种化学物质，能促使胃黏膜细胞生成，修复胃壁，阻止胃溃疡形成。

饮食宜忌

香蕉与燕麦同食，可以提高人体血清素含量，改善睡眠。香蕉性寒滑，脾虚便溏者不宜多食。

调养食谱

香蕉脆片

【原料】香蕉5根，奶粉200克。

【做法】①香蕉去皮切0.5～1厘米厚的薄片。

②奶粉用水中和，倒入香蕉片，充分搅拌，使所有香蕉片都粘上奶粉，将拌好的香蕉放入烘干器中，加热脱水，取出。

③将烘干的香蕉片放入油锅中炸至茶色，出锅即成。

香蕉蒸糕

【原料】米粉120克，生粉30克，白糖60克，椰奶120克，椰蓉100克，香蕉4根，精盐1小匙，柠檬12个。

【做法】①柠檬取汁，香蕉去皮，加柠檬汁捣烂香蕉。

②粉类过筛，倒入椰奶搅拌，倒入香蕉泥、白糖、精盐和椰蓉，全部拌均匀。

③模具周边涂油，底部铺油纸，倒入香蕉米糊；大火转中火，蒸30分钟，凉后切片食用。

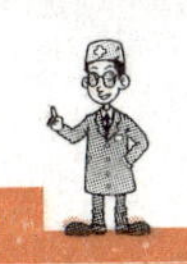

香蕉牛奶布丁

【原料】香蕉1根，吉利T 10克，细砂糖80克，鲜奶600克。

【做法】①香蕉去皮，切成小丁备用。

②吉利T与细砂糖先干拌混合，再倒入鲜奶中拌匀，用小火加热至细砂糖与吉利T完全溶解，即可倒入模型中。

③等布丁液半凝固时，再将香蕉丁放入其中，待完全冷却后，即可扣出盛盘。

蜜汁煎香蕉

【原料】香蕉2根，黄油25克，白糖15克，柠檬半个挤汁，巧克力酱少许，熟花生碎少许。

【做法】①黄油放入平底锅中，加热至融化。

②倒入白糖，翻炒。

③炒至白糖融化。

④将去皮的香蕉放入锅中，小火慢慢煎软。

⑤中间给香蕉翻面，并将糖浇在香蕉上。

⑥煎至糖色变深，挤上柠檬汁出锅。

⑦煎好的香蕉放入盘中，挤上巧克力酱，再撒上一些熟花生碎。

蜜汁煎香蕉

【原料】食用油500克（实耗100克），白糖3大匙，香蕉300克，鸡蛋1个，面粉10克，淀粉50克。

【做法】①香蕉去皮切块，拍上少许干淀粉，将鸡蛋打入碗内，加面粉、淀粉、水、少许油搅成糊。

②锅内倒入油，烧热，将香蕉逐个挂上糊后放入，炸成金黄色，待

香蕉浮起后，捞起沥油。

③将锅洗净加少许清水和白糖，炒至汁变黄起小泡时，放入炸好的香蕉翻几次，盛在抹好油的盘子上，配上一碗凉水即可。

第三节 最宜养肠胃的肉类

羊肉

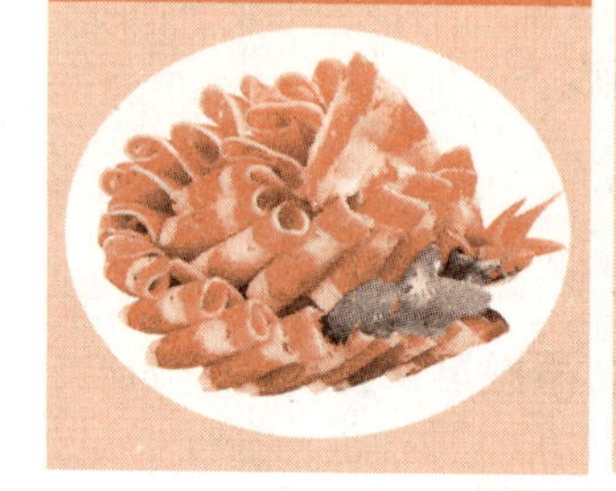

简介

羊肉又被称为羖、羯、羝，为牛科动物山羊或绵羊等的肉。在我国分布很广，几乎遍及全国各地。其中，绵羊的分布以西北、北京为多。

营养价值

羊肉含蛋白质多达17.3%，而脂肪含量仅为猪肉的一半，也含有少量糖类，以及钙、磷、铁。此外，还含胆甾醇、尼克酸、维生素 B_1、维生素 B_2。羊肝营养价值相当于猪肝，但各种维生素含量均高于猪肝，维生素A含量更为猪肝的3倍，居肉类食品之首。

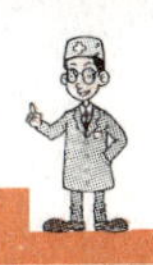

食疗功效

有研究表明，羊肉中含丰富的蛋白质、脂肪、磷、铁、钙、维生素 B_1、维生素 B_2 和维生素 PP，以及胆甾醇等成分。我们知道维生素 B_1、维生素 B_2 可维持神经系统正常运作及促进细胞再生，避免消化不良或食欲不振，从而起到养胃、护胃的作用；而维生素 PP 能协助消化系统维持正常功能，减轻肠胃障碍的问题；此外，羊肉含有的铁可以替慢性胃病患者补血，因为慢性胃病的患者经常为了抑制胃酸分泌而服用制酸剂，但也同时影响了铁质的吸收。因此多食用羊肉可以预防缺铁性贫血。

饮食宜忌

1）在煮羊肉时，加少许食醋，或放入 50 克胡萝卜，即可大大减轻羊肉的膻味。

2）羊肉宜炖食。炖食羊肉最大的优点是既能吃肉又能喝汤。羊汤营养价值非常高，是滋补身体的佳品；羊肉经过炖煮后，更加熟烂、鲜嫩，易于消化。如果在炖煮的时候再加上适量的中药，则滋补作用更佳。

调养食谱

羊肉炒芹菜

【原料】羊肉 250 克，芹菜 100 克，蒜、姜、精盐、葱白、香油、料酒、酱油、蚝油、植物油各适量。

【做法】①羊肉洗净，切块；芹菜洗净切菱形片；蒜、姜分别切末；葱白切片。

②锅内加清水烧沸，放入羊肉，煮熟后起锅。

③起油锅，烧至六成热，放入蒜、姜炒香，再放入羊肉，烹入料酒、酱油、蚝油推匀，加入葱白、芹菜片炒熟炒匀，淋香油，加精盐调味，即可起锅。

【功效】此菜营养丰富，适合因胃病引起的体弱乏力、脾胃虚弱者食用。

萝卜炖羊肉

【原料】羊肉500克，青萝卜200克，草果6克，豌豆80克，姜末、精盐、醋、胡椒粉、香菜末各适量。

【做法】①羊肉、青萝卜洗净，切成块。豌豆洗净。

②羊肉、青萝卜、豌豆、草果同入锅，加水，大火烧沸后改用小火，放入姜末，炖1小时左右，加入精盐、醋、胡椒粉调匀，撒香菜末即可。

【功效】适用于脘腹冷痛、时有泄泻，天寒受凉则更加明显者。外感时邪、内有宿热者不宜用。

酱黄羊肉

【原料】羊肉（瘦）1000克，精盐10克，酱油200克，糖色10克，香油20克，大葱5克，姜3克，大蒜（白皮）3克，花椒3克，八角3克，桂皮3克，丁香3克，甘草3克。

【做法】①将黄羊肉切成500克重的块，放入凉水内浸泡4小时捞出，再用开水煮10分钟捞出，洗净。

②锅内加入汤10千克，下黄羊肉，用旺火烧开，加入精盐、酱油、白糖、药料袋（大葱、鲜姜、大蒜、花椒、大料、桂皮、丁香、甘草）。

③用慢火煮3小时左右，加入糖色，煮片刻，捞出黄羊肉，沥净酱油，摆在平盘上；稍晾，趁热将肉面抹上香油即成。

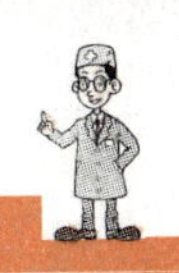

羊肉枸杞汤

【原料】羊肉（瘦）1000克，枸杞子20克，姜12克，黄酒5克，大葱4克，大蒜（白皮）4克，味精2克，精盐3克，花生油15克。

【做法】①羊肉去筋膜，洗净切块，生姜切片。

②待锅中油烧热，倒进羊肉、料酒、生姜、大蒜等煸炒，炒透后，同放沙锅中，加清水适量，放入枸杞子等，用大火烧沸，再改用小火煨炖，至熟烂后，加入料酒、生姜、葱（切段）、大蒜、味精、精盐和匀即可。

山药枸杞炖羊肉

【原料】羊肉（瘦）500克，山药20克，枸杞子20克，枣（干）20克，桂圆肉20克，植物油25克，姜10克，精盐6克，料酒10克。

【做法】①将羊肉洗净切块。

②山药去皮，洗净，切块。

③枸杞、桂圆肉、红枣洗净备用。

④在锅里加适量植物油，烧至六七成热，放入羊肉、生姜块翻炒。

⑤加入料酒和适量清水煮沸。

⑥将羊肉汤移至沙锅内，加入山药、桂圆、枸杞等煮至羊肉熟烂，加精盐适量调味。

羊肉炖白菜

【原料】羊肉500克，大白菜1棵，姜片、葱段、八角、桂皮、花椒、料酒各适量。

【做法】①羊肉切块，洗干净。锅内加水，下入羊肉片加些料酒烧开，撇去浮沫，然后捞出羊肉。

②把锅里的水倒掉，锅重新洗一下。倒入羊肉，然后加入开水，放

姜片、葱段、八角、桂皮、花椒、料酒。

③开大火烧开，转小火炖 1 个小时，把羊头炖烂为好。

④大白菜切大片，下入锅中，加精盐继续炖 5 分钟就可以出锅了。

牛肉

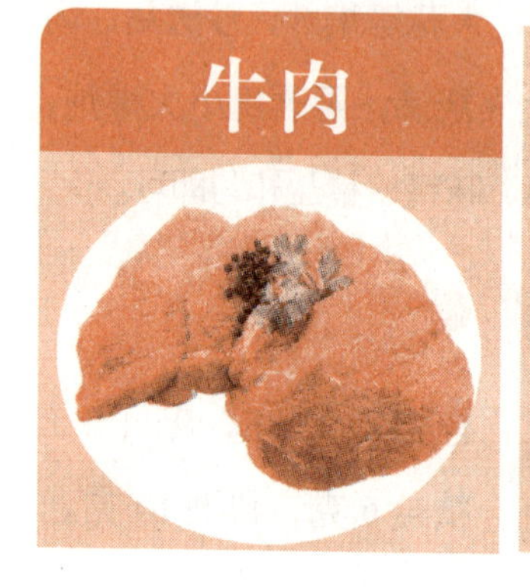

·简 介·

牛肉是与人们生活密不可分的动物性食品之一。牛肉不仅营养丰富，而且药用价值也相当高。牛身上的牛黄、牛胆、牛鞭等，都是名贵的药材。

营养价值

牛肉含蛋白质较多，高于猪肉，蛋白质中的氨基酸甚多，而含脂肪较少。还含胆甾醇、维生素 B_1、维生素 B_2，以及钙、磷、铁等成分，营养价值颇高。

食疗功效

牛肉含有丰富的营养，蛋白质高出猪肉一倍多，低脂，低胆固醇，维生素含量也相当高，还有人体所需的 12 种氨基酸。其中锌有助于合成蛋白质、促进肌肉生长的抗氧化剂，锌与谷氨酸盐和维生素 B_6 共同作用，还能增强免疫系统功能。牛肉中富含铁质，可以替慢性胃病患者补血，因为慢性胃病的患者经常为了抑制胃酸分泌而服用制酸剂，但也同时影响了铁质的吸收，所以慢性胃病患者应该多食牛肉。

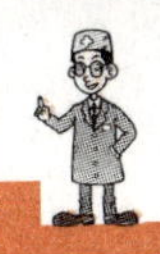

饮食宜忌

煮牛肉时锅内同时放入茶叶易烂，牛肉忌与栗子、白酒等同食。

调养食谱

白菜炒牛肉

【原料】牛肉250克，白菜心250克，食用油、精盐、醋、红糖、香油、料酒、姜、葱、淀粉各适量。

【做法】①将白菜心洗净，切成细丝；葱和姜洗净切丝。

②将牛肉洗净切成肉丝，加精盐、淀粉、醋腌10分钟。

③起油锅，放入腌好的牛肉，翻炒几下，倒入料酒，投入葱丝、姜丝，加适量水，盖上锅盖，焖约2分钟，再加入白菜丝，稍炒，拌入红糖、香油调味即可。

【功效】白菜性平，归肠、胃经，有通利肠胃、养胃生津的功效；牛肉具有补脾胃、益气血、强筋骨、消水肿的功效。故此菜可作为养胃的佳肴。

西红柿牛肉汤

【原料】牛肉1000克，西红柿4个，洋葱1个，番茄酱300克，精盐10克。

【做法】牛肉飞水，再用热水冲干净；牛肉、洋葱、西红柿切块，淋入番茄酱；一次加足热水，大火熬开后保持10分钟，转小火熬50分钟，最后加精盐调味即可。

番茄土豆炖牛肉

【原料】牛肉500克，番茄500克，土豆（黄皮）500克，洋葱（白皮）100克，精盐5克，姜5克，植物油25克。

【做法】①牛肉洗净后切成3厘米左右的块，随冷水入锅烧沸，去除浮沫，捞出再用清水洗净血污待用。

②土豆削皮后切3厘米大小的块。

③洋葱分成3厘米左右的片。

④西红柿经开水烫后，去皮，用手撕成小块。

⑤锅内入油烧热至六七成热时，放生姜片爆香炒一会儿。

⑥入牛肉和土豆翻炒数次后，加西红柿和清汤。

⑦烧沸后改用中火炖至牛肉松软，土豆散裂，再加入洋葱片和精盐。

⑧再改大火烧沸1~2分钟即可。

水煮牛肉

【原料】牛肉500克，油菜100克，青蒜50克，植物油30克，料酒15克，老抽5克，玉米淀粉5克，豆瓣酱10克，辣椒（红，尖，干）10克，花椒5克，大葱5克，姜3克，白皮大蒜5克，精盐适量。

【做法】①将牛肉洗净切片，加淀粉、精盐、料酒、老抽拌匀。

②油菜、青蒜均择洗干净切成段。

③锅烧热，放入干辣椒、花椒粒小火翻炒至酥，取出晾凉。

④花椒碾碎，辣椒切段。

⑤葱切花，姜、蒜切片。

⑥炒锅注油烧热，下入葱花、姜蒜片、豆瓣酱炒香，添适量水，加入精盐、味精、青蒜段、油菜段烧开。

⑦捞出青蒜、油菜装入汤碗内。

⑧将牛肉片放入烧开的汤内，大火煮至牛肉熟透，倒入汤碗，撒上辣椒段、花椒末。

⑨炒锅注油烧热，放入干辣椒、花椒粒炸出香味，浇入汤碗内即可。

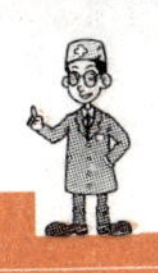

牛肉面

【原料】牛里脊肉200克，面条（标准粉）75克，姜75克，白皮大蒜40克，豆瓣辣酱100克，辣椒油50克，精盐25克，白砂糖30克，色拉油45克，味精5克，酱油15克，大葱10克

【做法】①牛肉去油，收拾干净，切成3厘米×5厘米的长块，放入热水中煮去血水，见牛肉颜色变浅，即可捞起沥干；姜洗净，切成3厘米见方的块，拍裂；蒜去老皮，拍裂。

②将砂糖、色拉油用小火炒熬成糖色，放入牛肉、酒后改中火翻炒均匀，再放入豆瓣酱、辣油同炒。

③整锅移入炖锅中，放入精盐、姜块、蒜、高汤，改用小火炖煮3～5小时，即可。

④将精盐、味精、酱油、葱花拌匀放入碗中备用。

⑤另锅清水煮滚，面条抖散放入锅中，待水再滚时，先舀半饭碗面汤冲入备好的调料中，见面条熟透，即捞起放入碗中，再放上炖好的牛肉及汤，即可食用。

鸭肉

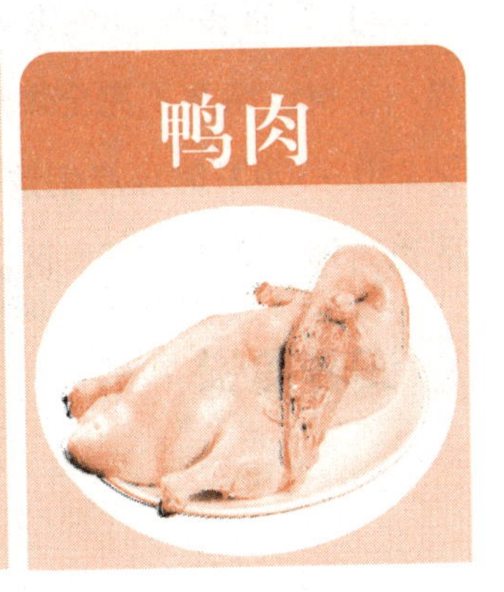

简介

鸭是脊椎动物门鸟纲雁形目鸭科动物的统称。古称鹜，又称舒、青头鸡家，分野鸭和经人工驯化后的家鸭两大类。家鸭系由野生绿头鸭和斑嘴鸭驯化而来。鸭在世界各地分布很广，在我国主产于华东、华南、西南等地区。

营养价值

鸭肉中蛋白质的含量为16%～25%，比畜肉中的蛋白质含量要高。鸭肉的脂肪含量约为7.5%，比鸡肉高，比猪肉低，并均匀地分布在全身组织中。此外，鸭肉还含有碳水化合物、维生素B_1、维生素B_2等营养成分。

食疗功效

鸭肉属于禽类白肉，和红肉相比，蛋白质含量高，但脂肪含量却很低；同时，鸭肉富含维生素E，能够帮助我们健脾养胃。维生素E可以保护胃部血液循环，降低胃出血的发生率。维生素E还有很好的抗氧化作用，是预防胃癌的重要元素，因此，鸭肉也是我们养胃的好食材。同时，鸭肉中的B族维生素含量非常丰富，不仅可以促进生长发育，而且可以维持神经系统正常运作及促进细胞再生，避免消化不良或食欲不振，从而起到养胃、护胃的作用。

饮食宜忌

1）鸭肉肥腻，多食易致滞气、滑肠，凡外感未清、大便溏薄者忌之。

2）不宜多食、久食烟熏和烘烤的鸭肉。科学家分析，天然气、煤、木炭、柴草不完全燃烧可产生大量的多环芳烃，当肉类熏烤加热到250～300℃时可产生致癌物质。调查研究表明，常吃熏烤食品的地区也为消化道癌症高发区。

调养食谱

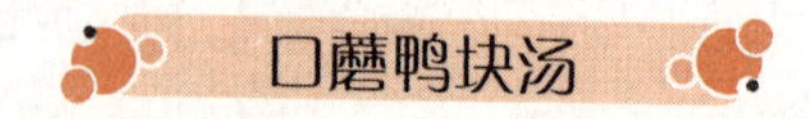

口蘑鸭块汤

【原料】鸭肉500克，水发口蘑100克，鲜汤、黄酒、精盐、味精、

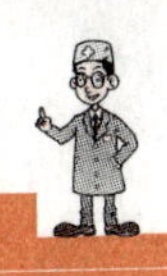

葱、生姜、胡椒粉各适量。

【做法】①鸭肉除净绒毛，洗净，切成2.5厘米见方的块。

②水发口蘑洗净，一切两半，与鸭肉块分别下入沸水锅内氽一下，一起放入大汤碗内，加入黄酒、精盐、味精、胡椒粉备用。

③汤锅上火，放入鲜汤、葱、生姜略煮片刻，捞出葱、姜，将汤倒入盛鸭块和口蘑的碗内，碗口用平碟封住，上笼蒸90分钟即成。

【功效】适用于辅助治疗胃中嘈杂、有灼热感等。脾胃虚寒者不宜食用。

滑炒鸭片

【原料】鸭胸脯肉400克，冬笋25克，黄瓜25克，鸡蛋清1个，花生油、淀粉、精盐、酱油、料酒、香油、姜丝各适量。

【做法】①把鸭胸脯肉洗净，切成片，放碗里，加上鸡蛋清、精盐、淀粉拌匀。

②冬笋入沸水中煮5分钟，捞出用冷水过凉，沥干，切成片；黄瓜切片。起油锅，放入鸭肉片滑散至熟，取出控净油。

③另起油锅，爆香姜丝，烹入料酒，放鸭肉片、冬笋和黄瓜，再加上酱油、精盐，快速颠锅炒均匀，淋上香油即成。

【功效】此菜能促进肠道蠕动，有助于消化，具有滋阴凉血、和中润肠、清热化痰、利膈爽胃、消食的功效。

水姜鸭粥

【原料】糯米100克，鸭肉200克，猪肉（瘦）50克，冬菜30克，韭菜20克，姜20克，胡椒粉2克，白砂糖25克，味精2克，酱油10克。

【做法】①糯米洗净，用冷水浸泡3小时，捞出，沥干水分。

②猪瘦肉洗净，切薄片。

③嫩姜切丝；韭菜洗净，切成3厘米长的段。

④锅置旺火上，加入冷水、酱油和白糖煮沸。

⑤放入鸭肉，改用中火卤熟捞起。

⑥稍冷后斩成3厘米见方的块，卤鸭汁留用。

⑦煮锅放在旺火上，加适量冷水煮沸。

⑧下糯米、卤鸭汁及冬菜，待水沸时用手勺顺锅边搅动，10分钟后加入猪瘦肉片、卤鸭肉丁同煮。

⑨调入味精，然后用小火煮约15分钟。

⑩粥内下入嫩姜丝、韭菜段和胡椒粉，调好味，即可盛起食用。

苦瓜鸭片

【原料】鸭肉125克，苦瓜150克，大蒜（白皮）3克，豆豉10克，大葱10克，淀粉（豌豆）8克，香油5克，植物油40克。

【做法】①苦瓜处理干净后切片。

②大蒜去皮洗净剁成蒜茸。

③豆豉捣成豆豉泥。

④葱洗净切成葱段。

⑤淀粉加水适量调匀成湿淀粉约15克。

⑥鸭肉切片，用湿淀粉7.5克拌匀。

⑦炒锅放油，将鸭片放入植物油至熟，倾在笊篱里。

⑧利用锅中余油，把苦瓜、蒜茸、豆豉泥、葱段、苦瓜炒香。

⑨放入鸭片，用芡汤40毫升、湿淀粉7.5克、麻油调匀为芡。

⑩加上香油5克炒匀上碟便成。

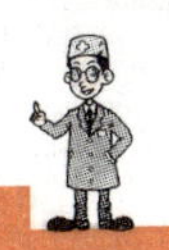

冬瓜鸭粥

【原料】粳米 100 克，冬瓜 100 克，鸭肉 150 克，干贝 25 克，香菇（鲜）60 克，荷叶 15 克，陈皮 2 克，大葱 5 克，姜 3 克，酱油 5 克，花生油 10 克。

【做法】①冬瓜去皮，洗净，切厚块。

②香菇用温水泡发回软，去蒂，洗净，切成片备用。

③干贝用温水浸软，撕开。

④鸭肉洗净切块。

⑤粳米洗净，浸泡半小时后沥干水分。

⑥放入锅中，加入约 1000 毫升冷水，烧沸。

⑦将香菇片、冬瓜块、鲜荷叶、陈皮及干贝一同放入，改用小火慢煮。

⑧另取一锅，将鸭肉煎爆至香。

⑨加入粥内同煮，至鸭肉熟透，米粥浓稠。

⑩下入葱姜（切丝）丝、酱油、花生油调味，再稍焖片刻，即可盛起食用。

鸡肉

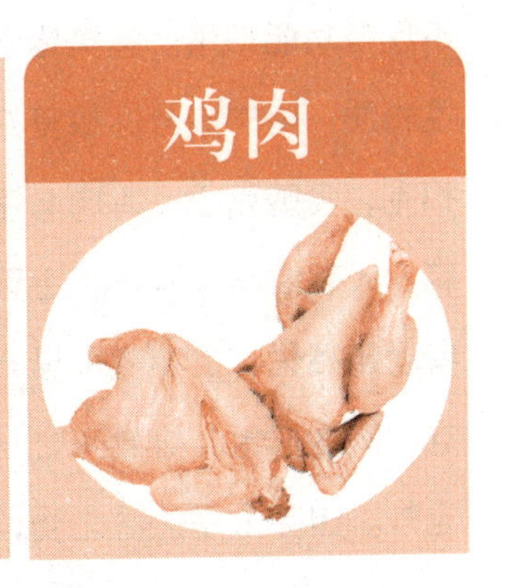

·简 介·

鸡肉为雉科动物家鸡的肉。全国各地均有饲养，以南通狼山鸡、上海浦东鸡、湖北洪山鸡为名种，肉味以草鸡为佳，尤以乌骨鸡为上品。

营养价值

鸡肉含蛋白质高于猪肉，其中氨基酸组成与人体需要模式接近，营养价值高。脂肪含量偏低，且多为不饱和脂肪酸。还含有多种维生素，以及钙、磷、铁、镁、钾、钠、硫等成分。

食疗功效

祖国医学认为，鸡肉具有补虚填精、健脾胃、益五脏、活血脉、强筋骨的功效。可以治疗由身体虚弱引起的乏力、头晕等。而有医学研究表明，鸡肉脂肪含量低，且其中大部分为不饱和脂肪，是病后虚弱的胃病患者补充蛋白质的好来源；鸡肉中含有的维生素A和维生素C还具有保护胃壁、修复胃黏膜的功效，能起到预防内脏黏膜干燥萎缩的作用，进而降低胃溃疡以及胃癌的发生率。

鸡肉对胃有帮助的成分相当多，是很适合胃病患者做滋补之用的食物。

饮食宜忌

禁忌食用鸡臀尖；不宜与兔肉同时食用；不宜与鲤鱼同时食用。鸡肉与鲤鱼：鸡肉甘温，鲤鱼甘平。鸡肉补中助阳，鲤鱼下气利水，性味不反但功能相乘。鱼类皆含丰富蛋白质、微量元素、酶类及各种生物活性物质；鸡肉成分亦极复杂。鸡肉与李子相克，食则拉痢；鸡肉与菊花相克，食则死亡；鸡肉与糯米相克，同食会引起身体不适；鸡肉与大蒜：大蒜性辛温有毒，主下气消谷，除风、杀毒。而鸡肉甘酸温补，两者功用相佐，且蒜气熏臭，从调味角度讲，也与鸡不合；鸡肉与芝麻相克，同食严重会导致死亡；鸡肉与芥末：这两种食物如果同食后，会伤元气。因芥末是热性之物，鸡属温补之品，恐助火热，无益于健康。

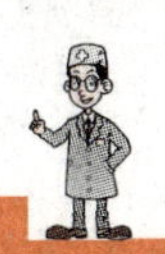

调养食谱

美味鸡丁

【原料】鸡胸肉150克，鲜怀山药、黄玉米粒各150克，鸡蛋清1个，面粉、鸡清汤、色拉油、熟鸡油、淀粉、精盐、白砂糖、水淀粉、葱末各适量。

【做法】①怀山药去皮切粒洗净，玉米粒洗净，放沸水锅内煮熟，捞出过凉。

②鸡胸肉切丁，加鸡蛋清、淀粉和面粉搅匀，放沸水锅内焯一下，捞出。

③起油锅，用葱末炝锅，加鸡清汤、精盐、白砂糖烧沸，倒入鸡丁、怀山药粒和玉米粒烧烩几分钟，用水淀粉勾芡，淋上熟鸡油即可。

【功效】温中补脾、益气养血、补肾益精。

海带鸡丝汤

【原料】鸡肉150克，海带50克，鸡蛋1个，香菜、花生油、淀粉、清汤、精盐、姜末、生抽、料酒各适量。

【做法】①将鸡肉剔净筋膜，切成丝，加上鸡蛋清和淀粉调拌均匀；海带洗净，切成条状，放沸水锅内焯一下，捞出沥净水分。

②锅置火上，放油烧热，放入鸡肉丝炒至变色，盛出。

③净锅复置火上，放少许油烧至七成热，放入姜末炝锅，加入清汤、生抽、精盐和料酒烧沸，倒入鸡肉和海带烧煮几分钟，放入香菜段即可。

【功效】温中补脾、消痰软坚、泄热利水。

小鸡炖蘑菇

【原料】全鸡/鸡腿块500克，榛蘑250克，粉条（放在冷水中泡）150克，八角2枚，花椒少许，姜2片，葱段少许，糖1勺，老抽1大勺，生抽3大勺，精盐少许（根据自己口味调整），豆油2勺。

【做法】①炒锅中放入2勺豆油，烧热，放入1勺白糖，待白糖溶化并出现气泡时放入剁好的鸡块，翻炒均匀。

②加入2大勺生抽与1勺老抽，让鸡肉充分入味并挂色。待鸡肉开始收缩，加入花椒、八角、姜片和葱段，并倒入开水没过鸡肉转大火烧开。

③烧开后有一些血沫渗出，将其去掉，加入洗干净的榛蘑盖上锅盖烧10分钟，然后挑葱段和姜片。

④加入泡软的宽粉，盖上锅盖中火炖20分钟，中间要经常翻看免得粘锅底。待汤汁浓郁，宽粉入味即可出锅（加入宽粉后汤汁容易变黏，可以再加入一小碗开水）。

大盘鸡

【原料】鸡肉500克，土豆1个，干辣椒100克，青椒3个，洋葱1个，西红柿1个，大蒜头、八角、桂皮、豆瓣酱、花椒各适量。

【做法】①鸡要选1000克左右的现杀小公鸡，回家后要好好清洗一下，把没拔干净的毛和鸡皮表面一层黄腊状的东西都洗掉，小鸡肚子里的肺最好挖出扔掉，否则会有血腥气，鸡脖子附近的皮含大量淋巴组织，也最好剪下来扔掉，剁洗干净后控干水分，切3厘米见方的大块，然后用老抽腌一下备用。

②起油锅烧至四五成热时下花椒略炸立刻关火（花椒炸糊了会有苦味），将花椒捞出扔掉。

③烧热炸过花椒的油，下鸡块翻炒至变色出香没有明显的水气时下

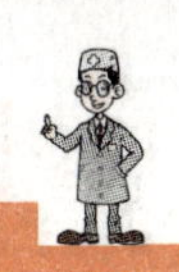

一小勺豆瓣酱和姜片继续翻炒。

④豆瓣酱炒出酱香味后就可以下干辣椒了，数量多少完全根据个人口味。

⑤继续翻炒到辣香扑鼻时，下一整瓶啤酒，刚好可以淹没一只通常大小的鸡，大火烧开。

⑥放入精盐、桂皮、八角、香叶，盖上锅盖中火慢炖。

⑦待汤汁收到一半左右时放入土豆块、番茄块继续收干水分。

⑧土豆快熟时加入切好的洋葱块翻一下锅继续大火收干汤水。

⑨如果要拌皮带面就多留一点汤，否则的话就把汤收干一些，这样更入味，最后加入青椒和蒜碎略炒一下就可以出锅装盘了。

荷叶粉蒸鸡

【原料】子鸡脯肉、腿肉500克，粳米300克，鲜荷叶4张，猪板油150克，葱结1个，姜片5克，桂皮5克，八角5克，丁香5克，白糖25克，绍酒50克，酱油100克，鲜汤100克，麻油50克。

【做法】①将鸡肉剁成12块，猪板油切成12块，同放碗内，加姜、葱、绍酒、酱油浸渍半小时。荷叶洗净切成扇面形共14块，去掉背面老筋，放入开水锅略烫，擦干水分。粳米淘洗干净。

②炒锅置火上，放入粳米、八角、丁香、桂皮炒至金黄色盛起，拣去桂皮、八角、丁香，碾成粗米粉，用粗筛筛去杂质。将粳米粉放入碗内，加鲜汤、酱油、白糖、麻油搅成糊状，将浸渍好的鸡块、猪板油放入糊中拌匀，放入垫有一张荷叶的盘内，上面再盖上一张荷叶，上笼蒸30分钟至酥烂取下。

③将12张荷叶，背面朝上平铺在案板上，将蒸好的鸡肉平分在荷叶上，包成长方形，整齐地排列在盘中，上笼蒸5分钟取出，抹上麻油即成。

鹌鹑

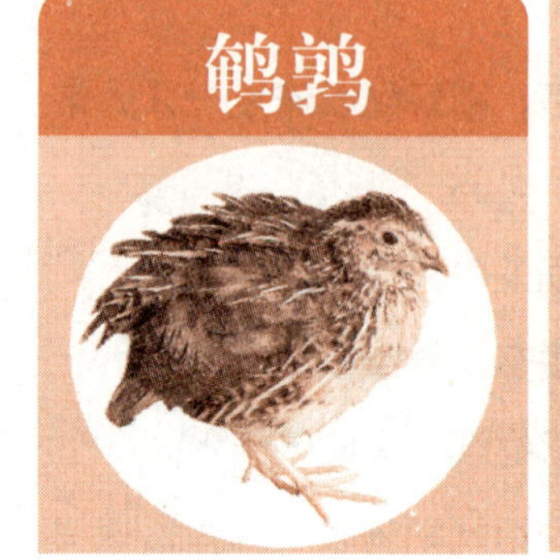

·简 介·

鹌鹑为雉科动物，又简称鹑，是一种头小、尾巴短、不善飞的赤褐色小鸟。鹌鹑的肉、蛋味道鲜美，营养丰富，可与补药之王人参相媲美，被誉为“动物人参”。

营养价值

鹌鹑肉质鲜美，含脂肪少，食而不腻，素有“动物人参”之称。鹌鹑肉主要成分为蛋白质、脂肪、无机盐类；且具有多种氨基酸，胆固醇含量较低。每百克鹌鹑肉中蛋白质含量高达24.3克，比猪、牛、羊、鸡、鸭肉的蛋白质含量都高（鸡肉蛋白质含量为19.7%）。而其脂肪、胆固醇含量又比猪、牛、羊、鸡、鸭肉等低。鹌鹑肉中多种维生素的含量比鸡肉高2~3倍。鹌鹑蛋的营养价值高，与鸡蛋相比蛋白质含量高30%，维生素B_1高20%，维生素B_2高83%，铁高46.1%，卵磷脂高5.6倍，并含有维生素P等成分。

食疗功效

《本草纲目》中说：“肉能补五脏，益中续气，实筋骨，耐寒暑，消结热。”鹌鹑肉适合于营养不良、体虚乏力、贫血头晕者食用；小儿疳积、肾炎浮肿者宜食；结核病患者宜食，胃病、神经衰弱、支气管哮喘、皮肤过敏者宜食。鹌鹑肉中含有非常丰富的锌、镁，其中锌可协助人体吸收碳水化合物和蛋白质，从而提高人体的免疫力；而镁具有维护

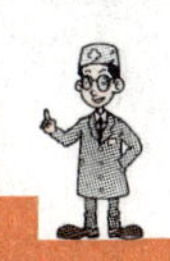

血管和神经系统正常运作的功能，对长期为溃疡所苦的胃病患者来说，是很重要的营养素。

另外，鹌鹑肉是典型的高蛋白、低脂肪的食物，且大部分是不饱和脂肪，特别适合病后虚弱的胃病患者补充蛋白质。

饮食宜忌

高血压、肥胖症患者适宜食用。鹌鹑肉不宜与蘑菇、木耳同食。鹌鹑忌与猪肉、猪肝同食，否则面生黑斑。

调养食谱

鲜蒸鹌鹑

【原料】鹌鹑3只，当归15克，花生油、姜、红枣、葱、生抽、精盐、料酒、干淀粉各适量。

【做法】①鹌鹑洗干净，斩成块；红枣切成片，姜切片，葱切段。

②将鹌鹑块、当归、红枣、姜片放在碗中，加花生油、生抽、精盐、料酒拌匀，再放入适量干淀粉拌匀。

③将拌匀的原料铺于碟中，放入蒸笼中约蒸10分钟即可。

【功效】健脾益胃、补气养血、安神。

补益鹌鹑汤

【原料】鹌鹑1只，党参25克，北芪20克，姜、精盐各适量。

【做法】①将鹌鹑去除内脏，洗净，备用；姜切片。

②洗好炖盅，鹌鹑连同党参、北芪、姜片一起放入炖盅内，加适量清水。

③隔水小火炖煮约2小时，放入精盐调味即可食用。

【功效】补脾健胃、增强机体免疫功能、保肝利尿、抗衰老。

鹌鹑盅

【原料】鹌鹑1只，花旗参20克，北芪15克，杞子10克，苡米15克，干葛10克，狗牙片5克，玉竹5克，枣5枚。

【做法】①把药材与鹌鹑一起放入盅里。

②再放入煲罐里（这样就用不着专门买炖盅了），放水至煲罐2/3处。

③先盖好里面的盖子。

④再盖好外面的盖子，开弱挡，煲1小时即可。

口蘑烧鹌鹑

【原料】净鹌鹑400克，口蘑75克，葱、姜各15克，料酒15克，酱油10克，精盐、鸡精各3克，味精2克，胡椒粉0.5克，湿淀粉10克，汤300克，油800克。

【做法】①姜切成片，葱切成葱花。鹌鹑洗净，下入烧至七成热的油中炸至深红色、外皮脆硬倒入漏勺。

②锅内放油25克，下入葱花、姜片炝香，烹入料酒、酱油，加汤，下入炸好的鹌鹑大火烧开后，改用小火烧至九成熟。

③下入口蘑、精盐、鸡精继续烧至熟烂，收浓汤汁，加味精、胡椒粉，用湿淀粉勾芡，出锅装盘即成。

香酥鹌鹑

【原料】净鹌鹑500克，葱段、姜片各15克，干淀粉50克，花椒、八角、桂皮、陈皮各2克，丁香1克，绍酒20克，精盐5克，芝麻油

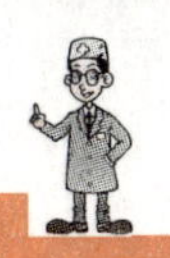

20 克，菜籽油 1000 克。

【做法】①鹌鹑洗净沥干水，用刀拍松，放入容器内，加入全部调料（除不加干淀粉、芝麻油、菜籽油外）搓匀，约腌 30 分钟入味。

②鹌鹑入蒸锅蒸至熟烂取出，沥去汤汁，去掉调料渣。

③干淀粉撒在鹌鹑上沾匀。

④将鹌鹑逐个下入七成热菜籽油中，炸至酥脆捞出装盘，淋上芝麻油即成。

鲫鱼

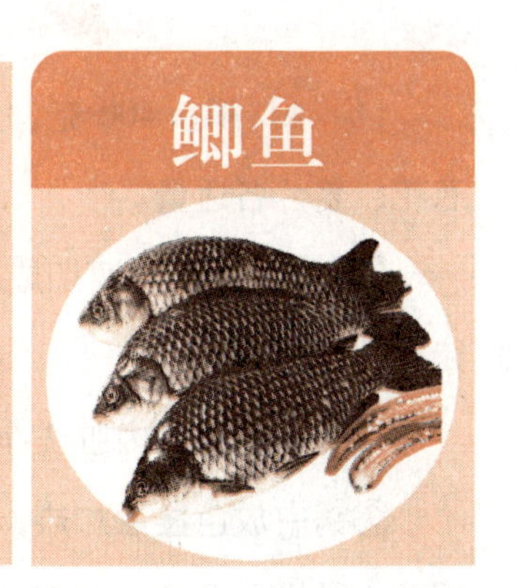

·简 介·

鲫鱼又名鲋鱼，属鱼纲鲤科。体侧扁宽，呈银灰色，背部较深，各鳍均为灰色。生活于江河湖塘，尤以水草丛生的湖塘较多，以苔藓虫、虾及藻类、水草嫩叶为食料。

营养价值

鲫鱼营养丰富，其蛋白质含量为 17%，脂肪为 2.7%，还含有丰富的碳水化合物、谷氨酸、天冬氨酸。此外，鲫鱼还含有维生素 B_1、维生素 B_{12}、钙、磷等成分。

食疗功效

中医认为，鲫鱼有和中开胃、健脾利湿、活血通络、温中下气之功效，对脾胃虚弱、水肿、溃疡、气管炎、哮喘、糖尿病有很好的滋补食疗作用。而有医学研究表明，鲫鱼所含的蛋白质质优、齐全且易于消化吸收，是肠胃疾病、心脑血管疾病患者的良好蛋白质来源，常食可增强抗病能力。鲫鱼含有的维生素 B_2，能促进血液循环，对胃出血及萎缩性胃炎患者来说，是很有益的食材。

饮食宜忌

鲫鱼与鸡肉、羊肉、狗肉同食易生热，阳盛内热者吃之易生热疮。

调养食谱

鲫鱼豆腐汤

【原料】鲫鱼 400 克，豆腐 400 克，色拉油、绍酒、精盐、湿淀粉、葱花、姜片各适量。

【做法】①将豆腐切成 5 毫米厚的块，用精盐水浸泡 5 分钟，沥干待用。

②鲫鱼去鳞和内脏洗净，抹上精盐，加入绍酒腌制 10 分钟。

③锅中放色拉油加热，爆香姜片，将鱼两面煎黄后加适量水，小火焖熟，再投入豆腐，加精盐调味后下少许湿淀粉勾薄芡，并撒上葱花即可。

【功效】此菜有抗癌功效。豆腐和鲫鱼配菜，有补中益气、清热润燥、清洁肠胃的作用。

枸杞鲫鱼

【原料】活鲫鱼 2～3 条，枸杞子 15 克，葱姜蒜末、香菜段、料酒、香油、醋、精盐、味精、植物油各适量，肉汤 250 毫升，清汤 750 毫升。

【做法】①鲫鱼洗净，用开水略烫，再用凉水洗净，鱼身剞十字花刀。

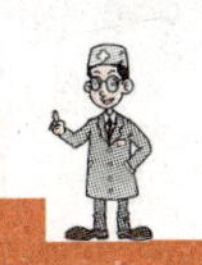

②锅内放油烧热，下葱姜蒜末煸香，加入肉汤、清汤、料酒、醋、精盐、味精，放入鲫鱼和枸杞子，待水沸后改用小火烧20分钟，出锅前放葱末及香菜段，淋入香油即成。

【功效】补虚弱，健脾胃，利水消肿。适用于身体虚弱、食欲不振、四肢无力者。

海带鲫鱼

【原料】鲫鱼800克，海带（鲜）100克，姜15克，大葱15克，花椒2克，植物油25克，精盐10克，料酒15克。

【做法】①海带泡涨后切成丝。

②去活鲫鱼的鳃和肠杂，留下鳞，下油锅煎至颜色略黄。

③加入适量精盐、生姜、葱、花椒、料酒，再加入海带丝炖煮40分钟即可。

白汤鲫鱼

【原料】鲫鱼400克，冬笋50克，金华火腿25克，香菇（鲜）25克，料酒10克，精盐3克，味精1克，大葱8克，姜5克，鸡油10克，猪油（炼制）15克。

【做法】①将鲫鱼刮洗干净，在鱼两侧斜剞十字刀纹；火腿切片；将冬笋洗净煮熟，切片。

②炒锅置旺火上烧热，加入熟猪油，烧至四成热时，将鱼放入，两面略煎后，加料酒、葱（切段）、姜（切片）和适量清水烧沸，撇去浮沫，移至文火上煮到汤色乳白，再移至旺火上，加精盐、味精、火腿片、笋片、香菇片烧沸，拣去葱、姜，盛入大汤碗内。

③将火腿片、香菇片放在鱼身上，淋入熟鸡油即成。

滋补鲫鱼煲

【原料】鲫鱼500克，白萝卜250克，蛤蜊250克，豌豆苗30克，大葱5克，姜4克，精盐3克，料酒3克，胡椒粉2克。

【做法】①将鲫鱼去鳞、去内脏洗净。

②萝卜切丝。

③豌豆苗、蛤蜊洗净。

④大葱洗净切花；姜洗净切片备用。

⑤将蛤蜊放入沙锅底部，再放入鲫鱼、萝卜，加入适量清水、葱花、姜片，用旺火烧开。

⑥打去浮沫，用慢火炖至熟烂。

⑦加入精盐、料酒、胡椒粉调味，撒上豌豆苗即成。

草鱼

简 介

草鱼又叫白鲩、油鲩、草鲩。由于养殖简单，生长迅速，且肉质细嫩，所以草鱼深受人们的欢迎，已成为各地主要的养殖鱼类。

营养价值

草鱼秋季最肥，营养价值与青鱼相似。含蛋白质、脂肪、硫胺素、核黄素、尼克酸，以及钙、磷、铁等成分。用作菜肴，烧、炒、炖、蒸均宜。

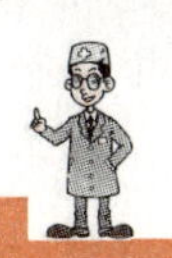

食疗功效

研究表明，草鱼含有丰富的不饱和脂肪酸，不仅对血液循环有利，而且具有抑制胃酸分泌的效果，胃病患者应适量摄取脂肪，从而降低消化性溃疡的发生率；草鱼含有丰富的硒元素，经常食用有抗衰老、养颜的功效，而且对胃癌也有一定的防治作用；草鱼中丰富的维生素 A 则是保护胃黏膜和皮肤的重要成分，对胃溃疡患者来说，是不可多得的好食物。所以，养胃一定要食用草鱼。

饮食宜忌

草鱼不宜大量食用，否则有可能诱发各种疮疥。

调养食谱

红焖草鱼块

【原料】草鱼 1 条，瘦肉丝 30 克，湿冬菇丝 10 克，蒜蓉、姜丝、葱丝、食用油、精盐、干生粉、生抽、老抽各适量。

【做法】①鱼宰杀洗净，斩成块，用精盐拌匀，再把鱼块沾上干生粉，放入油锅中炸透捞起。

②炒锅内放少许油，爆香蒜蓉、姜丝，加入生抽、老抽及瘦肉丝、冬菇丝和适量水，小火焖熟。

③加入炸鱼块稍焖，葱丝放在鱼块面上即成。

【功效】猪肉可以补充人体营养；冬菇有化痰理气、益胃和中、祛疹解毒的功效。此菜中草鱼与猪肉、冬菇配菜适合食欲不振、身体虚弱者食用。

鲜蒸草鱼

【原料】草鱼250克，冬菜100克，精盐、鸡粉、香油、淀粉、香葱末各适量。

【做法】①将草鱼宰杀去鳞及内脏，洗净，切成5厘米厚的块；冬菜洗净，剁碎，加入鸡粉、淀粉、香油调拌均匀。

②草鱼块上撒少许精盐腌制3分钟，再放上拌好的冬菜，上屉蒸8分钟左右至熟。

③取出装盘，再撒上香葱末即可。

【功效】冬菜有开胃健脑的作用，与草鱼配菜有暖胃和中、平降肝阳、补虚益气的作用，适合做养胃菜。

草鱼冬瓜汤

【原料】草鱼300克，冬瓜400克，香菜、葱、生姜、蒜、花生油、料酒、清汤、香油、精盐、味精各适量。

【做法】①鱼去鳞、鳃、内脏，洗净，两面划上十字花刀。冬瓜去皮、瓤，切成块。香菜洗净，切成段。葱、生姜、蒜均洗净，切成丝。

②锅上火，倒入花生油烧热，将鱼两面煎至微黄，烹入料酒，放入葱、姜、蒜丝煸炒，加清汤、冬瓜块，微火煮至鱼、瓜熟烂，加入精盐、味精、香菜段、香油推匀即成。

【功效】利水利尿，清热解毒，止渴消肿，护肤减脂。

湘腊草鱼

【原料】腊草鱼10块，干辣椒5个，花椒10粒，葱少许，姜少许，蒜少许，酱油少许，鸡精少许，蒜苗1根。

【做法】①锅内油烧热放入鱼两面煎一下，将鱼放至一边。

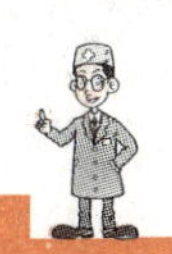

②加入花椒、干辣椒炸香后，加入葱、姜、蒜和鱼同煎，出香味后加一小碗清水。

③开锅后改小火盖锅盖焖上。

④汤快干时放入蒜苗和鸡精，翻炒匀后即可出锅。

茄汁草鱼片

【原料】草鱼肉500克，番茄酱50克，柠檬酸微量，绍酒10克，精盐2.5克，白糖20克，味精0.5克，鲜汤50克，熟菜油750克。

【做法】①选新鲜草鱼肉片切成1厘米厚的片，与绍酒、精盐拌匀，柠檬酸用适量清水溶化。

②油锅烧六成热，下鱼肉炸至呈黄色时捞起。

③炒锅置中火上，下熟菜油50克烧至三成热，放入番茄酱炒香至油呈红色，又放入白糖、柠檬酸，鲜汤推匀，再放入鱼片裹匀茄汁，起锅盛盘。

鲤鱼

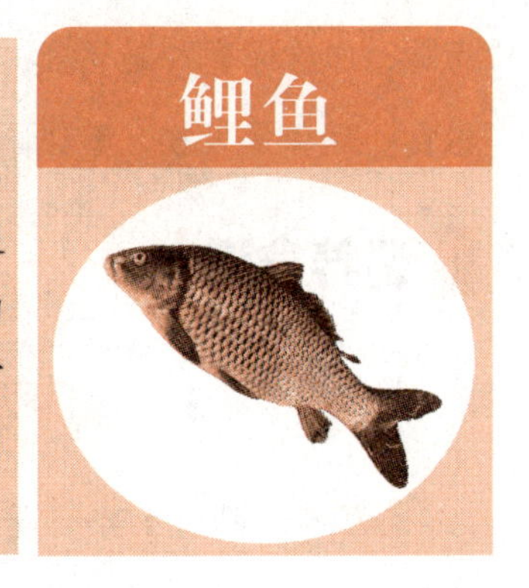

·简　介·

鲤鱼是原产在亚洲的温带性淡水鱼，喜欢生活在平原上的暖和湖泊，或水流缓慢的河川里，分布在除澳洲和南美洲外的全世界。很早便在中国和日本被当做观赏鱼或食用鱼，在德国等欧洲国家作为食用鱼被养殖。

营养价值

鲤鱼的蛋白质不但含量高，而且质量也佳，人体消化吸收率可达

96%，并能供给人体必需的氨基酸、矿物质、维生素A和维生素D；每100克肉中含蛋白质17.6克、脂肪4.1克、钙50毫克、磷204毫克及多种维生素。鲤鱼的脂肪多为不饱和脂肪酸，能很好地降低胆固醇，可以防治动脉硬化、冠心病，因此，多吃鱼可以健康长寿。

食疗功效

鲤鱼含蛋白质达20%，且为优质蛋白，人体吸收率高达96%，能提供给人体的氨基酸也高，这与中医的健脾益气相一致。现代医学技术分析，鱼类含有丰富的不饱和脂肪酸，不仅有降低胆固醇、预防动脉硬化和缺血性心脏病的作用，而且具有抑制胃酸分泌的效果，胃病患者应适量摄取脂肪，从而降低消化性溃疡的发生率。

饮食宜忌

鲤鱼忌与绿豆、芋头、牛羊油、猪肝、鸡肉、荆芥、甘草、南瓜、和狗肉同食，也忌与中药中的朱砂同服。鲤鱼与咸菜相克，可引起消化道癌肿。凡患有恶性肿瘤、淋巴结核、红斑性狼疮、支气管哮喘、小儿痄腮、血栓闭塞性脉管炎、痈疽疔疮、荨麻疹、皮肤湿疹等疾病之人均忌食。鲤鱼是发物，素体阳亢及疮疡者慎食。

调养食谱

豉汁蒸鲤鱼

【原料】鲤鱼1条，干辣椒、酱油、精盐、料酒、白砂糖、蒜末、姜末、豆豉、葱花各适量。

【做法】①鲤鱼杀好洗净，放盘上备用；干辣椒洗净切成末。

②把姜末、蒜末、豆豉、辣椒末与酱油、精盐、料酒、白砂糖拌

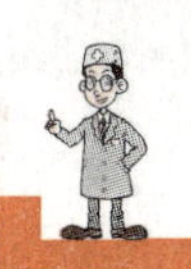

匀，淋在鱼身上。

③放入蒸笼蒸 20 分钟，取出，撒入葱花即可。

【功效】养胃生津、助消化、利尿通便。

眉豆鲤鱼汤

【原料】鲤鱼 1 条，西瓜皮 500 克，眉豆 100 克，红枣 20 克，生姜 2 片，精盐适量。

【做法】①西瓜皮洗净，切块；眉豆洗净，浸泡；红枣洗净，去核。

②鲤鱼去鳃及内脏，洗净。

③将适量清水注入煲内煮沸，放入鲤鱼、西瓜皮、眉豆、红枣、姜片，再次煮沸后改小火煲 2 小时，下精盐调味即可。

【功效】健脾养胃、祛湿降浊、利水。

啤酒鲤鱼

【原料】鲤鱼 1 条，青椒 150 克，西红柿 150 克，豆腐 200 克，啤酒 150 克，花生油、蚝油、大蒜、小葱、精盐各适量。

【做法】①鲤鱼洗净去掉内脏切块，用油爆成八分熟备用。

②水豆腐用油煎成半黄备用。

③在锅里放入适量油烧至六成热后放入切好的西红柿，爆出汁，再放入切好的青椒爆至五成熟，加入适量的精盐。

④把鱼和豆腐倒入锅内，加入啤酒和精盐用中火煮，10 分钟左右再加入蚝油三汤匙，倒入大蒜、小葱再煮三五分钟即可。

葱油鲤鱼

【原料】鲤鱼 1 条，葱丝，姜片，花椒，生抽少许，精盐少许，胡萝卜丝、料酒适量，白糖少许，醋少许。

【做法】①在靠近鱼腮的两侧切一长口，将同线一样的白筋去掉（用手指尖捏住慢慢用力即可抽掉），可以除腥味。

②在鱼的两侧打上花刀，深至刺骨。如需要一鱼两吃，将鱼头鱼尾分别剁开，用来做汤。将适量生抽、精盐、料酒、白糖、醋制成调味汁待用。

③盘子上铺上少许姜片，鱼肚里也放进少许姜片，开锅后上笼蒸至8分钟，先别急着打开锅盖，用余热虚蒸3～5分钟后再打开锅盖，接着将调味汁用微波炉或其他用具热一下，浇在鱼身上，然后均匀地散上葱丝（多少根据自己的口味而定，也可以增放辣椒丝），放少许胡萝卜丝作为点缀即可。

④锅里放油，油热放花椒（20粒左右）炒出香味去掉，然后将烧开的热油浇在铺好葱丝的鱼身上即可。

赤小豆鲤鱼汤

【原料】赤小豆100克，鲤鱼500克，陈皮10克，蒜头3瓣，姜3片。

【做法】①赤小豆洗净，用清水稍加浸泡。

②蒜头去衣；陈皮洗净泡软，刮去内瓤。

③洗净宰好的鲤鱼，沥干水分。

④热锅倒两汤匙油，放鲤鱼和姜片，中小火煎至两面微黄。

⑤煮沸清水，放入所有材料，大火煮20分钟，转小火煲一个半小时，下精盐调味即可食用。

【功效】利水祛湿，消胀除肿，减肥，催乳，祛除痤疮、青春痘。对孕妇水肿、产后脾胃虚弱、脚气肿痛、步履艰难者非常合适。

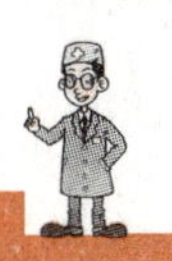

甲鱼

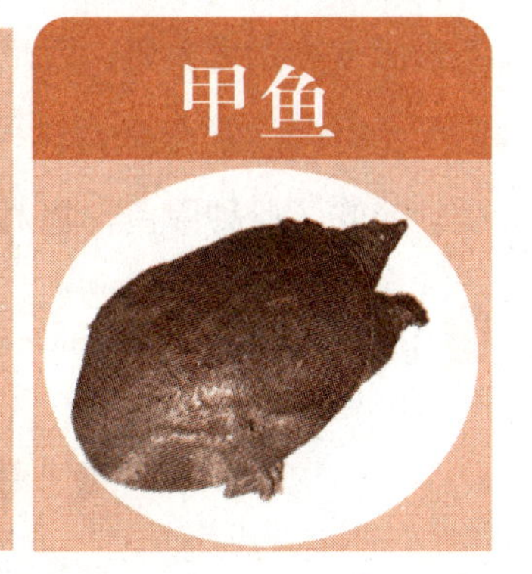

·简 介·

甲鱼，为鳖科动物中华鳖的肉。分布于我国东北至海南岛，以及湖北、安徽、四川、云南、陕西、甘肃等地的湖泊、河、塘。

营养价值

富含动物胶、角蛋白、铜、维生素 D。每 100 克甲鱼肉含蛋白质 16 克，脂肪 3 克，水化合物 1.5 克，镁 3.9 毫克，钙 100 毫升，铁 4 毫克，尼克酸 6 毫克，核黄素 0.37 毫克，热量 288 ~ 744 千焦耳。

食疗功效

研究发现，甲鱼富含的动物胶、角质蛋白、铜、维生素 D 等营养素，能够增强身体的抗病能力。维生素 B_2、维生素 B_1 不仅可以促进生长发育，而且可以维持神经系统正常运作及促进细胞再生，避免消化不良或食欲不振，从而起到养胃、护胃的作用。

另外，甲鱼肉及其提取物能有效地预防和抑制肝癌、胃癌、急性淋巴性白血病，并用于防治因放疗、化疗引起的虚弱、贫血、白细胞减少等。

饮食宜忌

1）将甲鱼宰杀后，从其内脏中拣出胆囊，取出胆汁，待甲鱼洗净后，将胆汁加少许水，涂抹甲鱼全身。片刻后，用清水将甲鱼漂洗干净。依此法处理过的甲鱼，烹调后不但没有腥味，而且味道鲜美。

2）幼甲鱼体内含有大量的致病菌及有毒物质，若是活宰现吃并将其内脏去掉则无大碍，若是死甲鱼，则其肠胃内病菌就会迅速繁殖并扩散至全身，尽管在烹调过程中可杀死一部分细菌，但还是无法保证卫生。若吃了此种甲鱼，将对身体不利。

调养食谱

黄芪枸杞炖甲鱼

【原料】黄芪 50 克，枸杞子 30 克，甲鱼 500 克，生姜 10 克，醋、精盐、酱油、葱段、味精各适量。

【做法】①将黄芪用清水浸润切片放入布包，枸杞子洗净，甲鱼去内脏后切块，生姜洗净，切成片。

②将以上材料一并放锅中，加清水适量炖煮，先用武火烧沸后，再用文火慢煮，至熟烂后，去药包，调味即可。

红烧甲鱼

【原料】甲鱼一条，冬笋 100 克，葱、姜、蒜，料酒、生抽、老抽、白糖、精盐、鸡精、胡椒粉、辣椒油、植物油各适量。

【做法】①葱姜切片，蒜去皮备用。冬笋切块焯水后备用。

②五花肉切小块。取净锅加水，加料酒、姜、葱，把五花肉煮 20 分钟左右捞出沥干水分备用。

③甲鱼开盖后去内脏，另外，里面那些小白块也去掉。

④用开水把甲鱼周身浇一遍，撕掉外皮上的那层膜。

⑤把处理好的甲鱼剁块后焯水备用。

⑥锅里放少量油，下葱、姜、蒜煸香，下五花肉炒至肉表面淡黄。

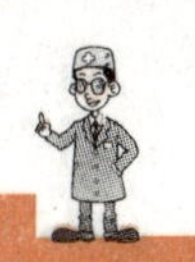

⑦下甲鱼块翻炒至水分干，加料酒、生抽、老抽、精盐、白糖翻匀。

⑧加水，水量以没过甲鱼为好。大火烧开后捞去浮沫，转小火煮约10分钟。

⑨下冬笋块，煮至甲鱼肉熟烂，加鸡精、胡椒粉提味后，淋少许辣椒油起锅装盘。

芋头烧甲鱼

【原料】甲鱼200克，芋头500克，郫县豆瓣酱40克，精盐4克，红糟20克，醋10克，葱白30克，姜20克，酱油12克，淀粉（玉米）10克，鸡精3克，香油4克，植物油100克，高汤适量。

【做法】①将甲鱼杀后放血，入沸水烫一下，刮去外皮，用刀剁开背壳取出内脏，洗净，斩成块，放入沸水锅里汆除血腥味，捞出待用。

②芋头刮净，切成块；郫县豆瓣酱剁细；葱白切段；姜切末。

③炒锅置火上，加植物油烧至五成热，放入甲鱼块煸干血水，起锅放入盘内。

④锅洗净，加植物油烧至六成热，放入郫县豆瓣酱、姜末炒香，加入高汤、甲鱼块、芋头块、精盐、红糟汁、酱油、鸡精、醋烧沸，改用小火加盖焖至软糯，加葱白段，轻轻推动，翻匀，焖至入味、熟透，汤汁浓稠时，加湿淀粉勾芡推匀，淋香油，起锅入盘。

三圆炖金鳖

【原料】甲鱼1200克，莲子25克，桂圆肉25克，枣（干）25克，火腿50克，大葱10克，姜5克，料酒25克，精盐2克，胡椒粉1克，猪油15克，清汤适量。

【做法】①甲鱼剖净蒸熟，把腿骨拆去，码放于鳖形器皿中。

②将甲鱼“裙边”拆下，切成12块长方片放中央。

③火腿切12片，放两边（每边6片）。

④桂圆用沸水泡1小时。

⑤红枣去核，与莲子用水煮半小时至熟，取出放入鳖形器皿内围成项链状。

⑥炒锅置火上，烧热，下猪油用葱、姜炝锅，放料酒及清汤，滚一下，捞出葱姜不用，调好味，淋入器皿中，撒上胡椒粉。

⑦上桌时，带卡式炉一只，炉上放金属盘，盘中放水，鳖形的器皿置水中，边炖边食。

泥鳅

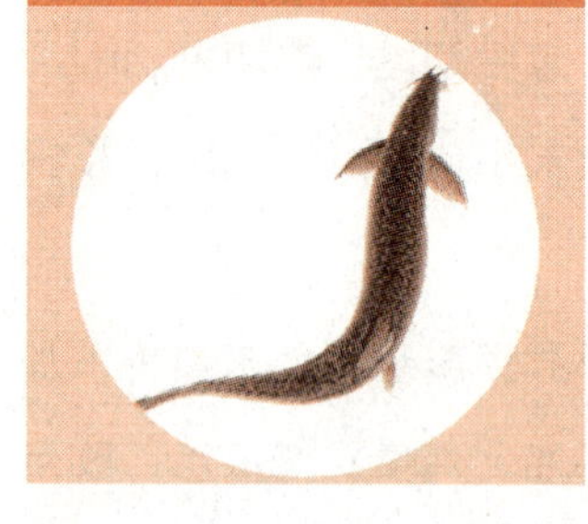

简介

泥鳅，体细长，前段略呈圆筒形。泥鳅是营养价值很高的一种鱼，它和其他的鱼不相同，无论是外表，体形，还是生活习性，是一种特殊的鱼类。

营养价值

泥鳅肉质鲜美，营养丰富，富含蛋白质，还有多种维生素，并具有药用价值，是人们所喜爱的水产佳品。泥鳅所含脂肪成分较低，胆固醇更少，属高蛋白低脂肪食品，且含一种类似廿碳戊烯酸的不饱和脂肪酸，有利于抗血管衰老，故适宜老年人及心血管病人食用。泥鳅和豆腐同烹，具有很好的进补和食疗功用；应用于消渴：泥鳅、鲜荷叶共煮汤食。

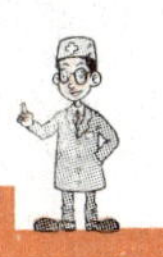

食疗功效

泥鳅味道鲜美，食性平和，阴虚、阳虚体质食之，均有滋补作用。有研究发现，泥鳅所含脂肪成分较低，胆固醇更少，属高蛋白低脂肪食品，且含一种类似甘碳戊烯酸的不饱和脂肪酸。不饱和脂肪酸，不仅对血液循环有利，而且具有抑制胃酸分泌的效果，胃病患者应适量摄取脂肪，从而降低消化性溃疡的发生率。

泥鳅含有的镁、维生素 PP 非常丰富，而镁具有维护血管和神经系统正常运作的功能，对长期为溃疡所苦的胃病患者来说，是很重要的营养素；维生素能协助消化系统维持正常功能，减轻肠胃障碍问题。

饮食宜忌

一般人群均可食用，特别适宜身体虚弱、脾胃虚寒、营养不良、小儿体虚盗汗者食用，有助于生长发育；同时适宜老年人及有心血管疾病、癌症患者及放疗化疗后、急慢性肝炎及黄疸之人食用，尤其是急性黄疸型肝炎更适宜，可促进黄疸和转氨酶下降；同时适宜阳痿、痔疮、皮肤疥癣瘙痒之人食用。

调养食谱

豆腐焖泥鳅

【原料】泥鳅 400 克，豆腐 200 克，面粉、色拉油、清汤、水淀粉、白砂糖、精盐、料酒、米醋、酱油、香油各适量。

【做法】①泥鳅洗净，用沸水稍烫后，放水里洗去黏液；豆腐用沸水稍煮捞出。

②起油锅，将泥鳅滚上一层面粉，放油锅内炸 2 分钟，捞出控油。

③热锅，加上清汤、酱油、精盐、料酒、白砂糖和米醋烧沸，再入豆腐和泥鳅，用中小火烧至熟透入味，用水淀粉勾芡，淋上香油，即可。

【功效】暖脾胃、助消化、止虚汗。

芝麻泥鳅泥

【原料】泥鳅 500 克，红豆 50 克，黑豆 50 克，黑芝麻 50 克，生姜 3 片，食用油、精盐各适量。

【做法】①泥鳅飞水，洗净体表黏液；红豆、黑豆、黑芝麻浸泡 1 小时，洗净。

②净锅置火上烧热，下油、姜片，泥鳅入锅煎至金黄色。

③将适量清水放入煲内，煮沸后加入泥鳅、红豆、黑豆、黑芝麻，旺火煲沸后改用小火煲 3 小时，下精盐调味即可。

【功效】补中益气、除湿退黄、益肾助阳。

青笋烧泥鳅

【原料】泥鳅 500 克，青笋头 3 根，花椒适量，豆瓣 2/3 大匙，泡椒 5 个，蒜 4 个，姜半块，料酒 1 大匙，精盐、酱油、味精适量。

【做法】①锅内放入适量植物油，烧开后改小火，下花椒烘出麻味后捞起。

②开大火，倒入泥鳅，爆一会儿改中火，爆干水分至泥鳅呈金黄色，起锅。

③剩余的油中加入适量豆瓣、蒜、姜末、泡椒，炒香。

④加水烧开后，加入适量精盐，并加少量老抽上色（注意精盐和酱油的比例，以免太咸）。

⑤倒入泥鳅，烧至入味，中途加入料酒翻炒均匀。

⑥加入青笋，烧透，加入味精翻炒均匀，即可起锅。

香辣泥鳅

【原料】泥鳅 500 克，郫县豆瓣酱、酱油、葱、姜、蒜、料酒、白糖、精盐各适量。

【做法】①泥鳅宰杀好，洗干净。

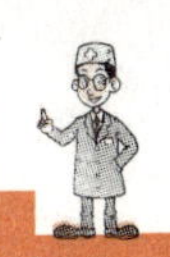

②葱、姜切丝，蒜切末备用，郫县豆瓣酱剁碎。

③锅入油，五成热时放入葱、姜丝和蒜末煸出香味，放入郫县豆瓣酱炒出红油后，倒入料酒、酱油以及少许白糖和精盐，再加半锅水烧开。

④放入泥鳅烧开后转中火煮30分钟，收汁即可。

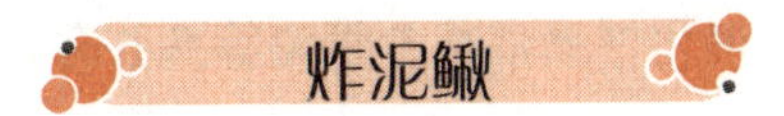

炸泥鳅

【原料】活泥鳅400克，油、绍酒、姜、蒜末、干辣椒粉、水、鸡精、精盐各适量。

【做法】①活泥鳅用绍酒、精盐腌死，沥干水，油烧八成热，下锅，先大火然后转小火炸干，捞出滤干油。

②少许余油下姜、蒜末、干辣椒粉煸香。

③倒入泥鳅拌匀，撒少许鸡精喷点水即可。

第四节 调理胃肠病的药膳

反流性食管炎的食疗方

反流性食管炎是指胃及十二指肠内容物反流至食管内而引起的食管黏膜消化性炎症。本病主要是由于食管和胃接连区的抗反流功能失调，或由于局部机械性抗反流机制障碍，不能阻止胃及十二指肠内容物反流到食管，以致胃酸、胃蛋白酶、胆盐和胰酶等物质损伤了食管黏膜，引起炎症、糜烂、溃疡或纤维化狭窄等病变。反流物长期慢性刺激，可致鳞状上皮化生为柱状上皮，即巴雷特（Barrett）食管，甚至诱发癌变。本病常与慢性胃炎、消化性溃疡或食管癌等病并存，也可单独存在，主要症状为吞酸、吐酸、胸骨后烧灼不适感或灼痛及吞咽障碍等。少数患者可有哮喘，且此哮喘与季节无关。

半夏竹茹蜜饮

【原料】姜半夏 6 克，姜竹茹 8 克，蜂蜜适量。

【做法】将姜半夏、姜竹茹洗净，放入锅中，加入适量水，大火煮沸后，改用中火煨 20 分钟，去渣留汁，待温后，对入蜂蜜调匀即成。

【用法】当茶频频饮用。

【功效】燥湿清胃，降逆止呕。

佛手柑粳米粥

【原料】佛手柑 15 克，粳米 100 克，冰糖适量。

【做法】将新鲜佛手柑切成片，装入洁净纱布袋中，扎紧袋口；粳米淘洗干净，加水适量煮粥，待粥约八成熟，把纱布袋放入锅中，再煮约 15 分钟，下冰糖溶化调匀，拣去纱布袋即成。

【用法】趁热适量食之，每日 2 次。

【功效】行气止痛，益脾养胃。

茭白炒猪肝

【原料】猪肝 500 克，茭白 250 克，淀粉、植物油、味精、精盐、料酒、香油各适量。

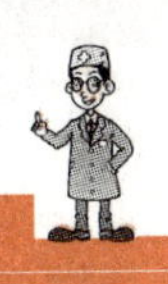

【做法】将猪肝去净筋膜，放水中漂浸2小时，切成片，加湿淀粉上浆后备用；茭白切与猪肝片一样大小的片。炒锅上火，放入植物油烧至七成热，下猪肝片，用推勺拨散，待变色断生时，用漏勺沥油，另盘盛放；锅内留少许油，烧热后，放茭白煸炒几下，加入料酒、精盐，淋少许清汤，加盖煮5分钟，放味精，用湿淀粉勾芡，放入猪肝，淋上香油，盛起即成。

【用法】当菜佐餐食之。

【功效】清热利湿，除烦解渴，补肝明目。

砂仁蔻仁蒸鲫鱼

【原料】砂仁、蔻仁各5克，甘草3克，鲫鱼300克，葱段、姜片、料酒、精盐、味精、香油各适量。

【做法】将砂仁、蔻仁用水洗净，晒干或烘干，研为细末备用；甘草洗净后，切成碎末；活鲫鱼宰杀，除去鳞、鳃和内脏，清水洗净，沥水。将砂仁、蔻仁、甘草放入鱼腹中，把鱼放入盘中，加葱段、姜片、料酒、精盐，蒸熟，调入味精，淋上香油即成。

【用法】当菜佐餐，随量服用。

【功效】健脾暖胃，和中止呕，利湿消肿。

姜橘鲫鱼羹

【原料】活鲫鱼1条（250～500克），干姜3克，橘皮3克，白胡椒1克，葱花、淀粉、料酒、精盐各适量。

【做法】将鲫鱼宰杀去鳞，剖腹除内脏及鳃，洗净；干姜、橘皮、白胡椒各研细末。先用料酒、干姜粉、精盐抹鱼身渍片刻，然后把整鱼放入锅内，加水适量，先用大火煮开，再改用小火熬至鱼烂熟，拣去鱼骨不用，加入姜末、葱花、橘皮末、白胡椒粉，煮沸勾芡即成。

【用法】温热食用，每次1小碗，每日1～2次，连用5～7日。

【功效】温中回阳，理气和胃。

银耳山药扁豆羹

【原料】银耳20克，山药90克，白扁豆（干品）30克。

【做法】将银耳用温水泡发，洗净，撕碎；山药洗净，切片；白扁豆洗净，晒干（或烘干）研末备用。将银耳、山药放入沙锅内，加清水适量，大火煮沸后，小火煨煮15分钟，将白扁豆末拌入，再煮30分钟，成稠羹即成。

【用法】早晚分服。

【功效】养阴生津，健脾和胃。

胃炎常用药膳

砂仁肚条

【原料】砂仁20克，花椒50克，生姜10克，猪肚100克，葱白、胡椒、猪油、味精、水豆粉、清汤各适量。

【做法】将猪肚洗净，放入沸水锅内汆透捞出，刮去内膜，将清汤放入锅内，放猪肚、花椒、生姜和葱白，煮熟，去浮沫，捞出猪肚，晾凉后切片。锅内加原汤500毫升，在火上烧开。下肚条、砂仁末、胡椒、味精，然后用水豆粉炒匀即成。

【用法】佐餐适量食之。

【功效】行气止痛，化湿醒脾。适用于肝胃不和型慢性胃炎。

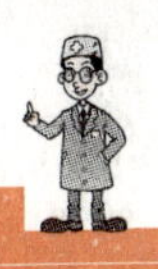

慢性胃炎茶

【原料】蒲公英20克，制香附9克，炒陈皮7克。

【做法】上药按比例加大剂量，研成粗粉备用。每次取20~30克，以纱布包后置保温瓶中，用沸水适量冲泡，加盖闷15分钟后即可饮用。如果嘈杂泛酸，加煅瓦楞子15克；如果大便带血，加地榆、小蓟炭各10克。

【用法】每日1剂，代茶频饮。

【功效】清热和中，行气止痛，适用于肝胃郁热型慢性胃炎。

莲子粥

【原料】莲子50克，粳米100克，冰糖适量。

【做法】莲子用开水泡涨，除去皮、心，入锅内，加冷水适量，用小火煮半小时，至熟而不烂时盛起。米淘洗净，入锅内，加冷水适量，用旺火烧开10分钟后，倒入莲肉及汤，改用小火煮约半小时，加入冰糖调化即可趁温热适量食之。

【用法】可作早、晚主食。

【功效】健脾胃，补虚损。适用于各型慢性胃炎。

养胃糊

【原料】黄豆500克，糯米1000克，橘皮30克，生姜10克，红糖、淘米水、粗砂适量。

【做法】黄豆用淘米水浸泡4小时后（至泡胀），再用清水洗净，滤干；粗砂入铁锅中炒热，再入黄豆，翻炒至黄豆发出炸声，豆皮呈老黄色后，离火，趁热筛出黄豆，磨成粗粉；橘皮、生姜切成碎粒，烘干，拌入黄豆粉，一同磨成细粉；糯米磨粉与黄豆粉和匀后，再磨1次，使之极细，装瓶密封备用，需防潮。食用时将粉倒入锅内，加红糖或白糖调味，用水调稀，烧至起泡成糊状即可食用。

【用法】当点心吃，每次2~3匙，每日1~2次，3个月为一疗程。

【功效】补中益气，宽中下气。适用于各型慢性胃炎。

山楂蛋糕

【原料】冻粉22克，鸡蛋清180克，山楂糕625克，白糖750克。

【做法】把冻粉放在盆内，用清水浸泡2小时，洗净除去水分，放入锅内，加清水740克，烧开，待冻粉溶化后，加白糖。待白糖溶化后离火，过滤，再倒入锅内保持烧开的温度备用。把山楂糕切成长条，取长方盘洗净消毒备用。将鸡蛋清放入干净的蛋糕桶内，抽打成泡沫状，再慢慢倒入冻粉糖液，边倒边搅，搅匀后分成两份，一份要保持五六成热度，另一份稍凉后倒入备好的长干盘内摊平，把山楂糕条排好（距离约3厘米宽），再把另一份倒入摊平，待完全凉后先切成条，再斜刀切成块即成。

【用法】随意服用。

【功效】消食化积，健脾散淤。适用于各型慢性胃炎见食积不化者。

腹胀的食疗药膳

腹胀，顾名思义，指的是患者自己感觉到腹部有胀满的现象。消化系统的症状中，以腹胀最为常见而且容易处理。如果你的排便量不算少，但常常觉得腹胀，肚子敲起来有充满空气的感觉，最常见的原因可能是胃肠的蠕动功能不佳，整条肠管胀大，不太活动，这种情形常出现

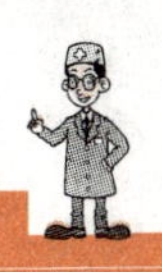

在爱吃冰、爱喝冷饮的患者身上。要解决腹胀这样的毛病，首先要戒除爱吃生冷的饮食习惯，每餐之后，稍微散步一下，可以减轻胀气。此外，还可以通过食疗来调理。

黄豆鸡肫

【原料】鸡肫500克，黄豆50克，酱油20克，白砂糖、味精、黄酒、葱、姜、桂皮、八角、清汤各适量。

【做法】①将鸡肫剖开，去净污物，剥去脑皮，洗净，下沸水中氽一下捞出，撕去筋膜，洗净待用。

②将清汤倒入锅中，加入黄豆、桂皮、八角、葱、姜、酱油、白砂糖、黄酒、味精，再将鸡肫放入。

③用武火烧沸后，转文火烧约1个小时，至肫酥后捞起，待冷却后，切成0.3厘米厚的片，装盘便成。

【用法】随餐食用。

【功效】健胃除胀。

锅巴肉片

【原料】干锅巴100克，瘦肉150克，酱油、味精、料酒、精盐、醋、胡椒面、淀粉少许。

【做法】①把干锅巴掰成核桃大小的块，放入滚油锅里炸成黄色变酥后出锅，摊放在事先涂了油的盘上。

②瘦肉切薄片后用湿淀粉拌匀，然后过油，熟后放在微火上，将调料和淀粉加水拌成汁备用，将火调至旺火，浇汁上明油出锅，直接倒在锅巴上，发出“噼啪”响声，此菜即成。

【用法】随餐食用。

【功效】降气除胀。

枣肉鸡内金饼

【原料】大枣肉250克，生姜30克，生鸡内金60克，面粉500克，白砂糖适量。

【做法】先将生姜煎汤，枣肉捣烂；生鸡内金焙干研细末，共和入面，做成小饼，烘熟。

【用法】每次吃2～3个，每日2～3次，连服1周。

【功效】有补益胃肠之功，可用于治疗脾气虚所致的食少、泄泻。鸡肉性平味甘，是治胃肠疾患的良药。

黄精膏

【原料】黄精1000克，干姜100克，桂心30克，炼蜜1000克。

【做法】将黄精去须毛，洗净打碎，放入锅中，加清水浸渍12小时，再煎煮3～5小时，滤取药液，药渣加水再煎，反复3次，合并滤液。将干姜、桂心研末，加入滤液中，用文火煎熬至黏稠，以不渗纸为度；加入炼蜜，调匀，浓缩收膏。

【用法】每次服用2匙，每日2次，白开水冲服。

【功效】补益胃肠，适用于老年人胃肠虚弱所致的食欲不振、食后腹胀不舒等。

佛手粥

【原料】干佛手20克，粳米100克，冰糖、香葱各适量。

【做法】干佛手水煎取汁，加入粳米同煮粥，用冰糖和香葱适量调味食用。

【用法】随餐食用。

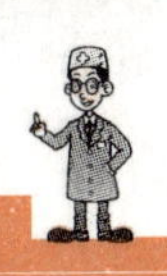

【功效】有行气痛、健脾和胃的作用。适用于胸闷气滞胃痛、嗳气呕吐、恶心、消化不良、食欲不振、小腹胀痛等症。

砂仁鲫鱼汤

【原料】砂仁3克，鲫鱼1条，葱、姜、精盐各适量。

【做法】将鱼去鳞、鳃、内脏，洗净；将砂仁洗净，嵌入鱼腹中；鱼置于锅中，加水适量。武火烧开后用文火炖至鱼熟，加调料焖数分钟即可。

【用法】食肉饮汤，每天1次，连食1周。

【功效】行气利水，健脾燥湿。适用于由胃肠虚弱引起的食少腹胀，泄泻腹痛等症。

腹泄的食疗药膳

腹泻是指排便次数明显超过平日习惯的频率，粪质稀薄，水分增加，每日排便量超过200克，或含未消化食物或脓血、黏液。腹泻常伴有排便急迫感、肛门不适、失禁等症状。腹泻分急性和慢性两类。急性腹泻发病急剧，病程在2~3周之内。慢性腹泻指病程2个月以上或间歇期在2~4周内的复发性腹泻。下面为腹泻患者推荐几款食谱：

猪肾陈皮馄饨

【原料】小麦面粉300克，猪腰子（猪肾）180克，陈皮、花椒、酱油各适量。

【做法】将面粉用温水调成糊状，揉成面团，擀成馄饨皮；猪肾洗净，研烂，入陈皮（磨粉状）末、花椒、酱油，做馄饨。

【用法】每天2～3餐，随量食用。

【功效】止消渴、下痢。适用于赤白下痢。

黄连白头翁粥

【原料】白头翁50克，黄连10克，粳米30克。

【做法】将黄连、白头翁入沙锅，水煎，去渣取汁，将锅中加清水400毫升，煮至米开花，加入药汁，煮成粥，待食。

【用法】每日3次，温热服食。

【功效】清热、解毒、凉血。专治中毒性痢疾等。

鱼楂茶

【原料】鱼腥草20克，干山楂6克，蜂蜜5克。

【做法】先把鱼腥草洗净，沥干水；把鱼腥草与干山楂共研成粗末；将上述粗末倒入沙锅内，加水适量，煮沸，取汁，加入蜂蜜即可。

【用法】代茶饮之。

【功效】清热解毒、排脓止痢。主治痢疾脓血、腹痛等病症。

芋头大蒜汤

【原料】萝卜30克，芋头12克，白皮大蒜10克，白砂糖15克。

【做法】将芋头、萝卜、大蒜放入锅中，加水500毫升，煎取200毫升，加糖拌匀即可。

【用法】每次100毫升，每日2次，加糖调服。

【功效】止腹泻。

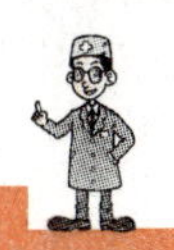

茯苓粥

【原料】白茯苓粉 20 克，大米 30 克，水 400 毫升。

【做法】大米洗净，与白茯苓粉同入沙锅，加水煮粥。

【用法】每日 1 次。

【功效】健脾宁心、利水渗湿。适用于便溏泄泻者。

慢性胃炎的食疗药膳

慢性胃炎是由不同病因引起的胃黏膜慢性炎性病变。临床很常见，发病率随年龄增长而增高。临床分为慢性浅表性胃炎，慢性萎缩性胃炎（A 型、B 型）。其病因包括幽门螺杆菌（HP）感染、理化因素损伤（如长期过热或过冷或过咸的饮食、刺激性强的食品、调味品、酒精及含酒精的饮料、吸烟、十二指肠液和胆汁反流等）、免疫机制异常、年龄增长、胃黏膜营养因子和防御因子缺乏等。

益智仁药粥

【原料】益智仁 12 克，山药 30 克（鲜品 100 克），糯米 80 克，猪棒子骨 500 克，老生姜 30 克，葱花 5 克，精盐 3 克。

【做法】将益智仁研为细末。将糯米淘洗干净，猪棒子骨砸破，剁成 2 寸长段，老生姜洗净、拍碎共入锅内，注入清水 2000 毫升，大火烧开后放入山药（鲜品去皮、洗净、切块），改为小火熬至骨肉分离的稀烂粥。

【用法】加精盐和葱花调味，温热食之，日服 2 次，每次送服益智仁末 6 克。

【功效】温脾止泻，补肾固精，缩小便，止肺虚咳。

山药萝卜炖猪骨

【原料】鲜山药 200 克，萝卜 500 克，带肉猪棒子骨 500 克，姜片 10 克，葱节 20 克，精盐 3 克。

【做法】将山药、萝卜分别刮洗干净，切成寸半见方小块；将猪棒子骨洗净、砸破，共入锅内，注入清水约 800 毫升，大火烧开后，改小火炖 50 分钟，加入姜片和葱节再煮 5 分钟，加精盐调味即成。

【用法】空腹食用。

【功效】补骨养胃，滋肾益精，化食消积。

山药肉菜汤

【原料】山药（鲜）100 克，山楂（鲜）30 克，猪瘦肉 150 克，莴笋叶 150 克，料酒 10 克，姜末、精盐各 5 克，葱花（末）10 克，味精 2 克，湿芡粉 20 克。

【做法】将鲜山药刮洗干净，切片；鲜山楂洗净，切片；莴笋叶洗净，切寸段；猪瘦肉洗净，切片，下锅前 5 分钟加精盐 2 克，葱末 5 克、味精 0.5 克、料酒 10 克拌匀后，加湿芡粉上浆，待用。将山药、山楂同放炖锅内，加入余下的精盐和清水约 800 毫升，大火烧沸后，下上浆肉片、姜末，改小火煮酥熟透后，放莴笋叶，煮沸后放入其余全部辅料，即成。

【用法】空腹温热服食，细嚼慢咽，每日 1 剂。

【功效】滋阴健脾，开胃消食，促胃肠蠕动并恢复胃肠功能。

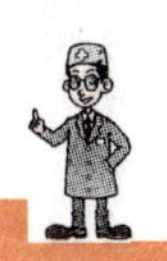

健脾益气面

【原料】上等湿面条 200 克，豆芽 100 克，鲜香菇 50 克，黄花菜 10 克，鲜嫩子姜 10 克，泡酸萝卜丝 10 克，精盐 2 克，味精 2 克，鲜汤 200 克，素油、白酱油各适量。

【做法】将香菇、嫩子姜洗净，切成丝。豆芽去根洗净。黄花菜洗净，放沸水氽一下，取出切成短节。净锅内下素油 30～50 克，烧至六七成热时，下姜丝、泡酸萝卜丝炒几下，加入鲜香菇、黄花菜炒几下；放入豆芽、鲜汤约 200 克及全部辅料，翻匀焖熟透，盛于大碗中；加入另锅内煮三沸熟透的面条，拌匀热食。

【用法】每日 1 剂。

【功效】健脾益胃，保健强身。

急性胃炎的食疗药膳

急性胃炎是指各种病因引起胃黏膜或胃壁的急性炎症。临床以细菌及其毒素引起的急性单纯性胃炎最为常见，柯萨奇病毒和轮状病毒致病也有报道。急性胃炎通常是由不洁饮食引起的，多表现为急性腹痛、恶心、呕吐等，常合并急性肠炎，由于急性发病，症状明显，过程短暂而易引起患者注意；而非甾体抗炎药（如吲哚美辛、水杨酸制剂、阿司匹林、保泰松）和急性应激引起的多表现为糜烂出血性胃炎（急性胃黏膜病变），由于症状不明显或被基础疾病症状掩盖，多易忽视，仅在发现消化道出血时才引起重视。胃镜检查可明显提高诊断率。

砂仁山药鱼头汤

【原料】砂仁6克，山药20克，鳙鱼头1个（约300克），冬菇、火腿各30克，豆腐1块（约200克），葱节20克，料酒20毫升，姜片20克，豆瓣酱10克，精盐5克，素油适量，鲜汤500毫升。

【做法】①砂仁研成细粉，鱼头去鳃、洗净；冬菇洗净，切片；火腿用热水清洗干净，切片；豆腐切成长方块；山药刮洗干净，切片。

②炒锅预热后，用素油将葱节、姜片和豆瓣酱爆香，放入鱼头，翻炒几下，注入鲜汤（或清水）约500毫升，加入砂仁粉、冬菇、山药片、料酒、精盐，置中火上炖25分钟，将豆腐放入，再煮几分钟即成。

【用法】空腹或佐餐食用。

【功效】补脾胃，益气血，健脑补脑，益智生津。

菜豆肉丝粥

【原料】粳米、胡萝卜各100克，豌豆100克，饭豆50克，虾仁20克，猪瘦肉100克，小白菜50克，葱10克，生油12克，酱油、味精、胡椒粉、精盐各适量，鲜汤2000毫升。

【做法】①将上述主料分别洗净，备用。猪瘦肉切丝，胡萝卜切丁，小白菜和葱切碎，备用。

②将生油烧热后，加入葱花、肉丝爆香，滴入少许酱油炒入味；再把米、豆、胡萝卜丁下锅轻炒几下，注入鲜汤（或清水）约2000毫升，待米、豆熟透之后，放入虾仁、小白菜，再煮沸3～5分钟，最后加精盐、味精、胡椒粉调味，盛于碗中。

【用法】空腹或佐餐热食，细嚼慢咽，徐徐服下。

【功效】补脾胃，益气血，健脑补脑，益智强身。

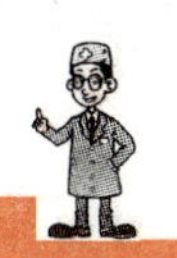

羊杂香菇面

【原料】羊肾、羊舌、羊肝、羊肠各50克（均系洗净、煮至半熟的半成品），香菇100克，油（湿）面条200～500克，花椒面、姜末、料酒、胡椒粉、葱花、精盐、味精各适量。

【做法】羊肾、羊肝、羊舌分别切成薄片，羊肠切成段，用精盐、料酒腌匀；香菇洗净，一切两瓣。将羊杂和香菇放入锅内，加清水适量，放葱花、姜末，用武火烧沸后，改为文火炖至粑酥，放入面条；面条熟后放入精盐、味精、胡椒粉、花椒面，拌匀食用，作主食。

【功效】益气补虚，温中止痛，保健养生。

素馅鲜馄饨

【原料】馄饨皮、冬笋、红豆各200克，腌雪里蕻150克，精盐3克，白糖、花生油各10克，鲜酱油6克，榨菜1块（约20克），紫菜5克，味精、葱花、蒜泥各适量。

【做法】腌雪里蕻清洗干净，沥干，剁成碎末；冬笋去壳、洗净、切成细粒；榨菜洗净、切成末；红豆淘洗干净后与笋粒煮沸30分钟后沥干，剁成碎末，与雪里蕻末、榨菜末、白糖、酱油、味精、部分花生油拌匀成馅。每张馄饨皮中包入适量的馅料，做成生馄饨坯。煮锅内放入清水、精盐、紫菜（洗净）、花生油、味精、榨菜末烧开制鲜汤约500毫升，备用。将生馄饨坯煮熟或蒸熟，再加入制好的鲜汤碗内，趁热食用，细嚼慢咽，可加葱花、蒜泥调味，徐徐服食。

【功效】营养健身，凉血消肿。

砂药炖猪肚

【原料】砂仁6克，山药20克，猪肚200克，生姜20克，葱花5克，精盐3克，料酒10克，味精1克，鲜汤800毫升。

【做法】砂仁、山药分别洗净去浮尘；猪肚洗净后切成长条，用少许精盐和料酒码味；生姜洗净，拍碎；以上用料共入锅内，加清水或鲜汤约800毫升，大火烧开撇出浮沫，改小火炖至肚条粑酥；用味精、精盐、葱花调味后温服，细嚼慢咽。

【功效】温中健胃，化食滋阴，消炎止痛，保健强身。

消化性溃疡的调养食谱

消化性溃疡与饮食的关系密切，在患溃疡时期，患者进食量的多少、食物的性质都会影响疼痛发作的时间和严重程度。针对溃疡病不同的发作时期，可按相应的饮食原则对患者进行护理：

（1）急性发作期

应严格限制对胃黏膜有刺激性的食物。如生、硬、冷、辛辣的食物，同时应避免服用易导致溃疡的化学药物。饮食中可适量添加蛋白质和碳水化合物，脂肪量可稍高，适当补充各种维生素。可以食用对胃液分泌的刺激作用较弱的食品和不含植物纤维的食物，如大米粥、蛋花汤、藕粉、蜂蜜、杏仁露、果汁等。限量饮用肉汤、鸡汤、鱼汤。因为这些富含氮的饮食会强烈刺激胃液的分泌，增加胃的代谢负担。饮食宜清淡，有利于消化。每日进餐6～7次，每隔2小时进餐一次，使食物常与胃酸结合，以缓解症状，促进溃疡愈合。一旦症状得到控制，应尽快改为一日三餐。

（2）愈合期

进餐主食宜以烤馒头片、面包干、大米粥、细面条、面片等为主，可适当增加对蛋白质、糖、脂肪量和精盐的摄入量。此时可每日进餐5～6次。

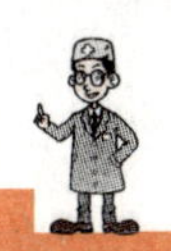

（3）恢复期

饮食以清淡、易消化为主，忌食煎炸厚味及辛辣、刺激性的食物。避免饮用对胃液分泌有促进作用的饮品，如酒、咖啡、汽水等，忌食会增加胃部负担的豆类、动物内脏等。每日进餐4~5次。

柚皮粥

【原料】鲜柚皮1个，粳米60克，葱花、精盐、香油各适量。

【做法】把柚皮放在碳火上烧去棕黄色的表层，刮净后放入清水中冲泡1天，切成块加入适量的清水加热，待开后加入粳米同煮，待粥成时加入葱花、精盐、香油调味即可。

【用法】每2天吃柚皮1个，连食4~5个。

【功效】舒肝健胃，止痛。适用于消化性溃疡患者。

芪姜红枣羊肉汤

【原料】羊肉200克，黄芪、生姜各15克，红枣10枚，葱段、料酒、鸡精、精盐、香油各适量。

【做法】把黄芪、生姜洗净，切片装入药袋。羊肉洗净切成片，与红枣一同放入锅中，加水，用大火烧沸，放入药袋，转用小火煨半小时，取出药袋。加入葱段、料酒、精盐、鸡精，用小火煨至羊肉酥烂，淋入香油即可。

【功效】暖中驱寒，开胃健脾。适用于食欲不振型溃疡患者。

黄芪姜枣蜜藕羹

【原料】黄芪20克，生姜10克，红枣10枚，藕粉50克，蜂蜜30克。

【做法】黄芪、生姜洗净，均切成片。红枣洗净，去核。藕粉用凉开水拌匀。把黄芪、生姜、红枣一同放入锅中，加入适量的清水，用大火煮沸，转用小火煮半小时，去渣取汁。把汁再次煮沸，加入藕粉拌匀成羹。

【用法】待温时加入蜂蜜即成。

【功效】补中益气。适用于中老年溃疡病患者。

枇杷饮

【原料】枇杷叶 10 克，鲜芦根 10 克。

【做法】把枇杷叶用刷子去毛，洗净，烘干。鲜芦根洗净，切成片。枇杷叶、鲜芦根放入锅内，加入适量的清水，用大火烧沸。转用中火煮半小时即可。

【用法】温服。

【功效】生津止渴，和胃除逆。适用于消化性溃疡患者。

栗子糕

【原料】板栗 500 克，白糖 250 克。

【做法】把板栗用水煮 30 分钟，捞出待凉后去皮，放入碗中，上笼蒸 30 分钟取出，放入白糖，压成泥状，把栗子泥放入搪瓷盘内，切块即成。

【功效】健脾益胃，止血。适用于吐血、便血，体虚型老年消化性溃疡患者。

香菇油菜心

【原料】油菜心 500 克，香菇 100 克，食用油、精盐、鸡精、鲜汤、白糖、料酒、淀粉、香油各适量。

【做法】把油菜心洗净，切成段。香菇洗净切成片。锅内注油烧

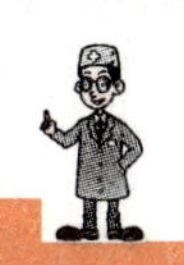

热。下入油菜心，翻炒，加入精盐、鲜汤、白糖，炒至软熟，捞出。香菇、料酒放入锅中，加入鲜汤，煮开后加入精盐、鸡精，用淀粉勾芡。把汤汁浇入油菜心上，淋上香油即可。

【功效】健脾和胃。适用于消化性溃疡患者。

十二指肠溃疡的调养食谱

十二指肠溃疡患者宜采用少食多餐的饮食原则。宜食用易消化、清淡并富含高蛋白、低脂肪、低糖的食物。可以每1～2小时饮用1次牛奶或豆浆。避免食用刺激性食物，以防增加胃酸的分泌。面食是患者较为理想的选择，因为面食可以稀释胃酸，其所含的碱质还可中和胃酸。如果不习惯于吃面食，可用米饭或米粥代替，尽量不食用油煎食物。总之，患者的饮食不应受某种特定的限制，关键是进餐要有规律性。

生姜大枣粥

【原料】生姜6克，粳米75克，大枣10枚。

【做法】把生姜切成薄片，与粳米、大枣同煮成粥。

【功效】暖胃散寒。适用于寒冷型十二指肠溃疡患者。

银耳猪骨汤

【原料】猪脊骨700克，银耳30克，木瓜1个（约70克），红枣5枚，调料适量。

【做法】把猪脊骨洗净，剁成段。木瓜去皮、籽，洗净，切成角块。银耳用温水泡发，洗净，撕成小朵。红枣去核，洗净。把猪脊骨、木瓜、红枣一同放入开水锅中，用大火煮沸，转用中火煲2小时，放入银耳，再煲1小时，调味即可。

【功效】健胃益脾。适用于十二指肠溃疡患者。

红糖姜饮

【原料】鲜姜250克，红糖25克。

【做法】将鲜姜、红糖捣碎。饮时用温开水送服。每日服3次，每次5克，空腹饮。

【功效】温中散寒。适用于寒冷型十二指肠溃疡患者。

猴头菇鸡片

【原料】猴头菇200克，鸡肉100克，黄瓜80克，葱段、姜丝、食用油、淀粉、精盐、鸡精各适量。

【做法】把猴头菇去杂，洗净，入开水中焯后捞出，切成片。鸡肉洗净，切成片，用淀粉上浆。黄瓜去皮，洗净，切成薄片。锅内注油烧热，下入葱段、姜丝爆香，加入猴头菇、鸡肉片、黄瓜片炒熟，放入精盐、鸡精调味即可。

【功效】暖脾和胃。适用于十二指肠溃疡患者。

胃下垂的食疗药膳

胃下垂通常是指由于膈肌悬吊力不足，肝胃、膈胃韧带功能减退而松弛，腹内压下降及腹肌松弛，以及体形或体质等因素，导致胃呈极低张力的鱼钩状的病症。

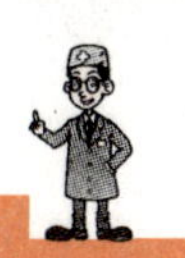

如果病情较轻，患者一般没有症状，但是如果病情较重，患者常会出现上腹不适、饱胀、嗳气、厌食、便秘、消瘦、乏力、站立性昏厥、低血压、心悸、失眠、头痛等症状。胃下垂给患者的身心健康造成了很大的危害。如果能有针对性地在饮食上下些工夫，往往也能防治胃下垂。

肉丁山楂

【原料】新鲜山楂 50 克，猪瘦肉丁 120 克，陈皮、枳壳各 12 克，色拉油、精盐、姜丝各适量。

【做法】炒锅置火上，倒入少量色拉油，然后将山楂、陈皮、枳壳、姜丝和猪瘦肉丁一起放入锅中共炒，加精盐调味，熟后食肉。

【功效】疏肝理气，健脾和中，对缓解胃下垂症状有辅助治疗作用。

猪脾大米粥

【原料】大米 100 克，党参 15 克，橘红 6 克，猪脾 1 具，姜丝、葱末各 10 克，精盐、味精各适量。

【做法】将党参、橘红洗净，煎汁；猪脾洗净，和姜丝、葱末一起放入药汁中，放入大米，加适量清水，煨炖至猪脾熟烂，加精盐、味精调味即可。

【用法】每日 1 次。

【功效】对脘腹胀满、消化不良、食欲不振、倦怠消瘦等胃下垂病症有很好的疗效。

黄芪带鱼

【原料】带鱼 1000 克，炒枳壳 15 克，黄芪 50 克，葱末、姜丝各

10 克，精盐、味精、色拉油、料酒各适量。

【做法】①黄芪、炒枳壳洗净，研细，用白纱布包好；带鱼去头，去内脏，切小段，洗净备用。

②炒锅置火上，倒入色拉油，放入带鱼略煎片刻，再放入药包及各种调料，加适量清水中火炖煮。

③30 分钟后，拣去药包，加入葱末、姜丝调味即可。

【功效】补五脏，温养脾胃，适用于胃下垂、久泻、脱肛等中气下陷患者食用。

胃酸过多的调养食谱

党参馄饨

【原料】生姜 10 克，制半夏 15 克，黄连 5 克，党参 20 克，干姜 10 克，甘草 5 克，大枣 10 克，猪瘦肉 250 克，面粉 500 克，素油 50 克，精盐 6 克，豆粉适量。

【做法】先将党参、干姜、制半夏、黄连、干姜、甘草、大枣放入铝锅内，加水适量，用武火烧沸，文火煎煮 15 分钟，滤去渣，用汁和面，待用猪肉洗净，剁成泥，素油炒熟，干姜切成末。再把猪肉泥、豆粉、姜末拌成馅待用。将和好的面用擀面杖擀成薄皮，切成馄饨皮大小备用。最后如常规包成馄饨，煮熟即成。

【功效】此方补脾胃，祛瘀滞。对胃酸过多之胸闷、饱嗝、胃部膨满患者尤其适用。

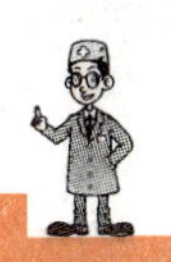

七物鸡汤

【原料】党参15克，制半夏10克，生姜10克，黄连5克，干姜10克，甘草5克，大枣10克，鸡肉500克，料酒10克，葱15克，胡椒粉3克，精盐6克，鸡精6克。

【做法】先把以上药物洗净，放入盆内；鸡肉洗净，切成4厘米的块；葱切成段。再将7味药物用纱布袋装好，扎紧口与鸡肉同放炖锅内，加水适量，放入料酒、葱、胡椒粉，置武火上烧沸，再用文火炖煮40分钟，加入精盐搅匀即成。

【用法】每次吃鸡肉50克，喝汤，佐餐食用。

【功效】此方健脾胃，益气血。适用于胃酸过多、胃功能减退患者。

旋覆花炖鱼头

【原料】旋覆花15克，代赭石15克，人参15克，半夏10克，制甘草5克，生姜10克，枣3个，鱼头1只，料酒10克，味精3克，胡椒3克。

【做法】先将以上药物洗净，放入纱布袋内扎紧口，放锅内，加入水适量，置武火上烧沸，再用文火煎煮20分钟，去渣，留药液待用。再将鱼头洗净，切成4大块，放入炖锅内，加入料酒、胡椒，放入药液，置武火上烧沸，再用文火炖20分钟，加入味精即成。

【用法】每次吃鱼头50克，喝汤，佐餐食用或单食。

【功效】此方补元气，健脾胃，益气血。对胃酸过多、腹部无力、饱嗝、胸闷患者效果明显。

复元汤

【原料】怀山药50克，肉苁蓉20克，菟丝子10克，葱白3根，胡桃肉2个，大米100克，瘦羊肉500克，羊脊骨1具，生姜20克，料酒20克，精盐6克。

【做法】先将羊脊骨砍成数节，用清水洗净后，一起放入沸水锅内，氽去血水，再洗净，将怀山药等药物用纱布袋装好扎口，生姜、葱白拍破，羊肉切成4厘米长、2厘米宽的条，同时下入铝锅内，加入清水适量，置武火上烧沸，打去浮沫，放入料酒，再用文火继续炖至熟为止。最后将肉汤装碗后用胡椒、精盐调好味即成。

【用法】每次吃羊肉50克，喝汤，佐餐食用。

【功效】此方暖脾胃，益中气，适用于胃酸过多虚劳羸瘦、腰膝腹部无力者。

地黄甜鸡

【原料】生地黄250克，龙眼肉30克，红枣5个，母鸡1只，饴糖150克。

【做法】①先将鸡宰杀后去毛、内脏及爪，洗干净，由背部颈骨剖至尾部，再洗净血水，放入沸水锅中，煮3分钟捞起。

②再将生地黄洗净后，切成0.5厘米见方的颗粒，龙眼肉撕碎，与生地黄混合均匀，再掺入饴糖调理后，一起塞入鸡腹内，将鸡腹部向下放入蒸盆中，红枣去核洗净，放在鸡身上，注入米汤，用湿棉布封闭盆口，上笼用武火蒸2小时即可。

【用法】每次吃鸡肉50克，既可佐餐，又可单食。

【功效】此方补虚损，益气血，凉血生津，安神健胃。适合胃酸过多者食用。

冰糖蒸莲子

【原料】干莲子300克，冰糖150克，猪网油1张（约200平方厘米），棉纸1张。

【做法】在铝锅内注入热水，以淹过莲子为度，加碱12克，置中火上，下入莲子，用刷把反复搓刷，待莲衣脱尽后，迅速离火，用温水

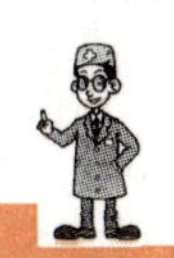

冲洗干净，切去两头，用牙签捅出莲心。再将加工后的莲子放入蒸盆内，加清水适量，上笼用武火蒸1小时取出。另用碗铺上猪网油，将莲子整齐地码在网油上，冰糖捣碎，撒在上面，用棉纸封口，再入笼蒸烂莲子。最后取出盛莲子容器，揭去棉纸，滗出原汁，加蜂蜜，倒莲子，蘸上汁即成。

【用法】每次吃莲子50克。既可佐餐又可单食。

【功效】此方补脾固肠，养心益胃。对胃酸多、心烦失眠患者较好。

胃出血的调养食谱

胃出血俗称上消化道出血，40%以上是由胃十二指肠溃疡导致，工作过度劳累、饮食不规律、情绪异常紧张等有消化道病史的人群容易发病；急性胃炎也可导致胃出血。肝硬化病人一般都会发展成食管胃底静脉曲张，如果食用粗糙食物、情绪过度刺激、食管胃底的静脉血管爆裂就会发生大出血，死亡率高达10%。

归参炖母鸡

【原料】母鸡1只，当归15克，党参15克，调料适量。

【做法】母鸡宰杀洗净；当归、党参、葱、姜、黄酒、精盐同放鸡腹内，缝合后放入沙锅，加清水适量，烧沸后文火炖至熟透。

【用法】吃肉喝汤，分餐食用。

【功效】此方益气养血，健脾温中。适用于久病体衰、反胃食少、胃出血患者。

黑木耳煮红枣

【原料】选黑木耳 15～30 克，红枣 20～30 个。

【做法】将黑木耳、红枣一起放入锅中，煎汤食用。

【用法】每日 1 次，连食数日。

【功效】此方补益脾胃、调和药性、养血宁神。适合胃出血患者饮用。

大肠槐米柏仁汤

【原料】选猪大肠 1 条，槐花米 100 克，柏子仁 15 克。

【做法】将猪大肠洗净，然后将槐花米、柏子仁塞入猪大肠内，再将猪大肠放入锅内，加适量的水煮 3～4 小时。

【用法】取汤饮用。

【功效】此方收涩止血。对于胃出血患者的康复很有好处。

荷叶藕节

【原料】选新鲜荷叶 100 克，藕节 200 克，蜂蜜适量。

【做法】鲜荷叶剪去边缘、叶蒂，和鲜藕节一同切碎，用木棍捣烂，放入锅中，加水煎煮 1 个小时，加蜂蜜调和饮用。

【功效】此方清热、凉血、止血。适合胃出血患者饮用。

柿饼粥

【原料】选柿饼 2～3 枚，粳米 100 克。

【做法】将柿饼切碎，同淘洗干净的粳米一同煮熟成粥即可。

【功效】此方健脾润肺，涩肠，止血。对胃出血患者有一定疗效。但胃寒者忌服，勿与螃蟹同食。

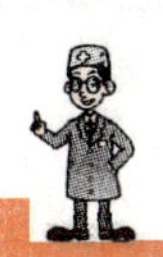

食管癌的食疗药膳

食管癌是人类较常见的恶性肿瘤之一，食管癌的早期症状轻微或无明显症状，易被患者及医务人员疏忽。食管癌常因暴饮暴食、酗酒、情绪不佳、劳累过度而诱发。男性多于女性，以中老年人较多见。临床上多以吞咽困难为主要表现。

食管癌患者因进食受阻、营养不良而消瘦时，应给予高糖、高蛋白、低脂肪的饮食。本病与饮食相关密切，平素饮食忌辛辣，特别燥烈之品往往加重病情发展。在临证上，观察到饮食过硬、过快、过热，长此以往，是造成本病和加重的因素之一，因为狼吞虎咽会损伤食管，因此，以少食多餐、滋润清淡、易消化食物为宜。中医学认为，食管癌发病与津枯液少有关，胃（包括食管）为阳土，喜润恶燥，故应忌食狗肉、羊肉等腥膻食品，以免化火耗津。

金橘莲子羹

【原料】金橘20克，莲子肉粉60克，白糖适量。

【做法】将金橘置于锅内，加适量水煮10分钟后，再加入莲子肉粉、白糖，不断搅成稠羹即成。

【用法】缓缓食下。可常服。

【功效】化痰理气，健脾止泻，消食导滞。

莲藕冰糖水

【原料】鲜莲藕（去节）150克，生梨1个，冰糖20克，鲜荸荠50克。

【做法】将冰糖加开水溶化，莲藕、生梨、荸荠洗净捣成汁，加入冰糖水调匀即成。

【用法】代茶饮，频频饮用。

【功效】养阴清热，凉血解毒，化痰消积。

二仁生地粥

【原料】桃仁15克，杏仁15克，生地黄30克，粳米50克。

【做法】将生地黄置锅中，加水煮半小时，去生地黄，加入打碎的桃仁、杏仁和粳米，共煮成粥即成。

【用法】可作早餐主食。

【功效】滋阴降火，活血化瘀，润肠通便。

双参猪髓汤

【原料】党参30克，海参50克，猪骨髓500～600克。

【做法】海参清水浸泡至软，切片备用。党参以纱布包好，加入清水、猪骨髓、党参，共煮2小时即成。

【用法】服汤食海参。

【功效】补中益气，补肾益精，生津养血。

肾耳两杏炖桂圆

【原料】肾耳8克，南杏仁15克，北杏仁6克，干桂圆肉15克，冰糖60克。

【做法】将南、北杏仁用开水泡15分钟，去皮备用。桂圆肉用清水洗净，浸10分钟，与杏仁上笼蒸1小时后，再与肾耳加冰糖水共蒸20分钟即成。

【用法】每日分2次服，加服15日以上。

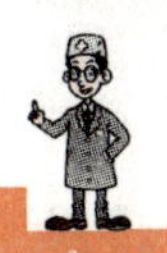

【功效】滋阴补肾，养血益气，润肺止咳。

黄芪猴头菇汤

【原料】猴头菇150克，黄芪30克，嫩鸡肉250克，小白菜心100克，葱段、姜片、料酒、胡椒粉、植物油、精盐各适量。

【做法】将水发猴头菇削去底部木质部分，洗净切厚片，猴头菇浸出液沉淀，滤清备用；鸡肉切片。将鸡肉、黄芪、葱段、姜片置植物油锅中煸炒后，加入料酒、精盐、清汤及猴头菇片，大火煮沸，改用小火上炖1小时后，加入小白菜心及胡椒粉煮熟入味，出锅装盘。

【用法】每日1剂，分2次服食，连服7~10日。

【功效】滋补强身，益气健脾，补气升阳。

胃癌的食疗药膳

胃癌是发生于胃黏膜上皮的恶性肿瘤，也是一种最常见的恶性肿瘤。我国发病率为22.86/10万；男性发病多于女性，为（3~4）：1；多发生于40岁以上成年人；治疗后的5年平均生存率为25%。我国每年约有16万人死于胃癌。胃癌早期患者往往无明显症状，随着癌瘤的发展，胃的功能出现障碍，会形成溃疡甚至发生胃壁蠕动和胃容积的改变，常在发生梗阻时才出现明显的症状；至于腹部出现肿块及浅淋巴结转移时，已经是晚期，治疗和预后极差。

浙贝炖乌鸡

【原料】浙贝母20克，丹参15克，马蹄100克，乌鸡1只（约

750 克），料酒、姜、葱、精盐、味精各适量。

【做法】将浙贝母洗净，打碎成黄豆大小；乌鸡宰杀后，去毛、内脏及爪；马蹄去皮，一切两半；葱切段，姜拍松。将浙贝母放入鸡腹内，然后把乌鸡放在炖锅内，再加入马蹄、丹参、料酒、姜、葱段和清水 3000 毫升，置大火上煮沸，改用小火炖煮 45 分钟，加入精盐、味精即成。

【用法】喝汤吃肉。

【功效】清热散结，活血化瘀，凉血解毒。

冬瓜汤

【原料】冬瓜 30 克，植物油、精盐、味精各适量。

【做法】将冬瓜洗净，切块，放入锅中，稍用植物油煸炒，加水适量，煮熟后加入精盐、味精调味即成。

【用法】当菜肴每日 1 剂，分 2 次食用。

【功效】清热化痰，利水消肿。

石斛烧羊肉

【原料】羊肉 350 克，石斛 15 克，香菇 25 克，鸡蛋 1 个，葱丝、姜、精盐、味精、花椒、料酒、清汤、糖色、植物油各适量。

【做法】将石斛煎煮浓汁 15 毫升；羊肉切片后加入鸡蛋、淀粉、糖色（烹制菜肴的红色着色剂，主要用料是冰糖）搅拌匀；香菇切片和葱丝、姜丝放在一起。锅内加植物油，烧至五成热时将羊肉下锅，炸成红黄色捞出，随即将葱、姜、香菇下锅炒，加入清汤和调料，再将羊肉和石斛汁加入，待汁浓菜烂时即成。

【用法】佐餐食用。

【功效】温中补虚，益气生津。

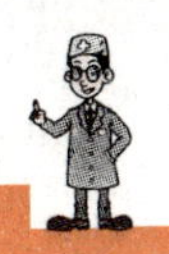

麦冬三汁饮

【原料】麦门冬 10 克，生地黄 15 克，藕 1 小节。

【做法】将麦门冬、生地黄煎煮浓汁，去渣；再煮藕作汁。三汁混合即成。

【用法】不拘时，频频饮用。

【功效】滋阴生津，和胃降逆，益气养阴。

党参黄芪粥

【原料】党参 30 克，黄芪 15 克，大米 200 克。

【做法】将党参、黄芪洗净，放入锅内，加水适量，大火煮沸，改小火再煮 25 分钟，去渣取汁。另将大米淘净，入锅内，加适量水，熬熟，待粥将成时，加入药汁，再煮 20 分钟粥即成。

【用法】每日 1 剂，分 2 次食用。

【功效】益气健脾，增强免疫力。

大肠癌的食疗药膳

大肠癌包括结肠癌和直肠癌，是胃肠道最常见的恶性肿瘤之一。发病率位于胃癌、食管癌之后，居第 3 位，近年来呈上升趋势。北美、澳大利亚、新西兰、北欧、西欧等国家和地区，大肠癌的发病率、病死率约占恶性肿瘤的第 1、第 2 位。这是因为这些国家的居民嗜食畜肉、禽肉、精粮（米、面、含有添加剂的市售食品或“洋快餐”等），少吃鲜蔬菜、瓜果和缺少膳食纤维素的食品，故大肠癌患病率呈上升趋势。

豆芽肉丝

【原料】绿豆芽150克，鸡胸脯肉丝50克，火腿肉丝30克，精盐、味精、生姜丝、黄酒、淀粉、清油、膏汤、鸡油各适量。

【做法】鸡胸脯肉丝用精盐渍片刻后，加淀粉适量拌匀，上浆，备用；火腿肉丝在沸水中焯片刻，捞出沥干。炒锅预热后加清油，烧至七成热时，放入鸡肉丝，炒散至鸡丝变白，捞起；原锅放入生姜丝炒香后，放入绿豆芽，放入黄酒，加精盐、味精、膏汤，倒入鸡丝、火腿丝炒匀，用湿淀粉勾芡，淋上鸡油再炒片刻，便可起锅热食。

【功效】开胃进食，香脆可口，辅助抗癌。

海带豆腐汤

【原料】海带150克，豆腐400克，冬笋300克，木耳30克，精盐、味精、生姜、生葱、大豆油各适量，骨肉汤500毫升。

【做法】①将海带用水浸发涨后洗净，切成寸方小块；冬笋去老根和皮壳，洗净，对剖开，切成薄片；木耳用水发涨，洗净后开成片；豆腐冲洗一下切成4～5厘米的长方块；生姜洗净后切成薄片；生葱洗净后切成葱花。

②炒锅预热后加大豆油，烧至七成热后，放姜和葱炒香，加入骨肉汤煮沸，再加入海带、豆腐、木耳煮沸15分钟，加精盐、味精调味，盛入大碗中，撒上葱花热食或佐餐。

【功效】健身美容，润肠通便，辅助抗癌。

甘蓝香菇肉片汤

【原料】甘蓝菜（又名莲花白、卷心菜）200克，鲜香菇100克，鲜猪瘦肉片100克，粉丝50克，精盐、味精、姜末、葱花各适量，骨

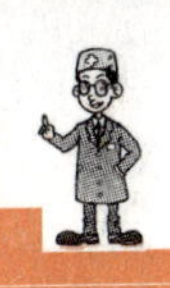

肉汤500毫升，湿淀粉适量，蒜20克，清油适量。

【做法】将甘蓝菜洗净后，切成细丝；鲜香菇洗净后去根蒂，切成4瓣；鲜猪瘦肉片加精盐少许搅拌均匀，用湿淀粉上浆；粉丝用水发涨、沥干；将大蒜去外皮，洗净，切成薄片。将炒锅预热，加清油烧至七成热，放姜末、蒜片炒香，放入上浆猪瘦肉片翻炒至颜色变白，盛入碗中，备用；同样将炒锅预热，加清油烧至七成热，放姜末、蒜片炒香，放入香菇煸炒几下，注入骨肉汤，烧沸，加入甘蓝丝、粉丝，煮沸5～10分钟，加精盐、味精调味后再煮沸片刻，盛入大碗中；撒上葱花热食或佐餐。可经常食用。

【功效】家常菜肴，辅助抗癌。

红薯菜粥

【原料】红薯250克，粳米100克，胡萝卜100克，莴苣叶100克，骨头汤1500毫升，食糖或精盐各适量。

【做法】将红薯洗净，切成寸方小块；胡萝卜洗净，切碎为3厘米见方小丁；莴苣叶洗净切成细丝。粳米淘洗干净后入锅，加入红薯块、胡萝卜丁、骨头汤；煮沸半小时后加入莴苣叶丝，再煮沸5分钟，加糖或精盐调味后服食。

【用法】可常服。

【功效】家常主食，补充维生素、膳食纤维、胡萝卜素和微量元素、常量元素，辅助防癌，抗癌。

槐花熘肉片

【原料】槐花200克，猪肉150克，黄瓜50克，水发黑木耳50克，玉米油、湿淀粉、精盐、味精、酱油、葱、蒜、黄酒、芝麻油、鲜汤各适量。

【做法】①槐花洗净，入沸水中焯一下，捞干备用。

②猪肉洗净后切成薄片，入碗内放上酱油拌匀，湿淀粉上浆后备用。

③黄瓜洗净，切成薄片；黑木耳洗净，撕成单片；葱洗净，切成寸段小节；大蒜洗净，切成薄片。

④炒锅预热后，放入玉米油烧至七成热时，下葱、蒜炒香，下肉片炒散变色，再下槐花、黄瓜片、黑木耳略炒几下，加入鲜汤、精盐、味精、黄酒，焖至肉熟，用湿淀粉勾芡，淋上芝麻油热食或佐餐。

【功效】凉血，宽肠益气，辅助抗癌。

莼菜鲫鱼汤

【原料】莼菜500克，鲫鱼2尾（300~500克），葱节20克，大蒜片20克，生姜片20克，精盐3克。

【做法】将莼菜洗净、切碎；鲫鱼去鳃、鳞、内脏后洗净，与辅料共入锅内，加水适量煮沸15分钟。空腹缓慢服食，细嚼慢咽，温汤送下。

【用法】日服1剂。

【功效】消炎、解毒、抗癌、增强免疫力。

金针菇烧豆腐

【原料】金针菇300克，豆腐250克，火腿丁10克，虾仁10克，骨鲜汤适量，大蒜50克，姜丝10克，葱节10克，胡椒粉2克、精盐3克，泡辣椒3个，素油适量。

【做法】金针菇去根蒂，洗净，沥干；豆腐在清水中清洗一下，切成3厘米见方小丁；大蒜去皮、洗净；泡辣椒切成细长丝，待用。素油在炒锅内烧至七成热时，下姜丝、葱节、泡椒丝和大蒜煸香，下金针菇

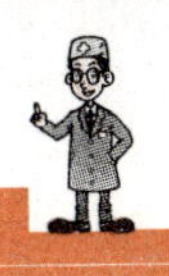

翻炒几下，注入骨鲜汤，中火煮沸10分钟后，放入火腿丁、虾仁和豆腐丁、精盐和其余辅料，小火焖10分钟即成。

【用法】空腹温热食之，每日1剂。

【功效】抗癌，降脂，营养丰富，增强机体免疫力。

五菇炖骨汤

【原料】香菇、金针菇、白蘑菇各100克，黑木耳10克，牛肝蕈10克，猪骨500克，大蒜50克，姜片10克，精盐5克，葱花5克，葱白节10克。

【做法】将五菌菇分别去蒂，洗净，沥干；猪骨洗净、砸破、剁成短节；大蒜去皮、洗净。以上共入锅内，注入清水约1000克，大火煮沸打去浮沫，加入姜片、葱白节和精盐，小火炖至骨酥肉烂盛入大碗中，撒上葱花。

【用法】空腹温热食之，每日1剂。

【功效】抗癌，营养丰富，滋补强壮，消食化癌，增强免疫力，尚有美容养颜之效。

肠易激综合征的食疗药膳

肠易激综合征（IBS，过去称本征为结肠痉挛、结肠激惹综合征、黏液性结肠炎、过敏性结肠炎、结肠功能紊乱等）是临床上最常见的一种胃肠道功能紊乱性疾病，是具有特殊病理生理基础的身心疾病，主要症状有腹痛、腹胀、大便习惯改变，并伴大便性状异常。症状可持续存在或间歇发作，但缺乏形态学和生物化学异常改变等可用器质性疾病解释的临床症状。肠易激综合征大致可分为腹泻型、便秘型、腹泻便秘交替型和腹痛型。发病年龄多以青年人和中年人为主，在20～50岁，老年后初次发病者少见，但常伴有胃肠功能紊乱的其他表现。男女比例约（2～5）：1，有家族聚集倾向。可伴有功能性消化不良等。

银耳香菇鸡丝笋面

【原料】银耳10克，鸡胸脯肉丝100克，香菇（鲜）100克，鲜竹笋100克，湿面条150克，生油10克，葱花10克，酱油、味精、精盐各适量，芡粉10克，鲜汤1000毫升。

【做法】将银耳发涨、洗净，去根蒂，撕成瓣状；鸡胸脯肉丝用精盐、酱油拌匀，加芡粉上浆5分钟；鲜竹笋洗净，鲜香菇洗净，均切成丝，备用。生油热锅后，加入银耳、葱花、鸡胸脯肉丝、香菇爆香；加入竹笋丝轻炒几下，再滴入酱油炒入味。加入鲜汤烧沸，放入湿面条，反复烧沸3次，搅匀；用精盐、味精调至可口后，空腹温热食之，作主食。

【功效】补气益血，疏肝理气，保健强身。

木耳豆腐蛋菜汤

【原料】木耳20克，豆腐250克，鸡胸脯肉20克，鸡蛋1个，小白菜叶100克，精盐3克，葱花5克，生姜片10克，胡椒粉、味精各1克，骨头汤800毫升（克），生油10克。

【做法】将木耳用温水发涨，去根蒂、洗净、撕成瓣状；豆腐洗净、切块、沥干；鸡胸脯肉剁成蓉，放入研钵内，一面加少量汤汁，一面磨，打入鸡蛋，加部分精盐，充分搅匀，将其倒入深的容器内，加盖

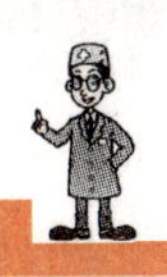

蒸熟待用；油热后将木耳、葱花、生姜片炒香时，注入骨头汤烧沸5分钟，加入豆腐块和洗净切段的小白菜叶，煮沸3分钟，调入胡椒粉和味精、精盐，慢慢地倒入蒸成羹的深容器内即成。

【用法】温热时空腹佐餐食或作主食。

【功效】益气和中，生津润燥，清热解毒。

枣圆芡实白果蜜

【原料】大红枣10个，桂圆50个（相当于桂圆肉20克），芡实50克，白果5个，蜂蜜适量。

【做法】红枣洗净后去核；桂圆洗净后去壳、核后取肉；白果取仁，洗净；芡实淘洗干净；锅内注入清水适量，将芡实煮软，加入大红枣、白果仁，继续煮至熟透，然后加入桂圆肉、蜂蜜，略沸即成。

【用法】早晚空腹食之，每日1剂。

【功效】补心益脾，养心安神。

酸枣仁粥

【原料】酸枣仁粉15克，粳米100克，骨头汤1000毫升，精盐少许。

【做法】先将粳米与骨头汤煮粥，临熟，下酸枣仁粉再稍煮即成，食前加精盐调味。

【用法】每日1剂，早晨空腹食用。

【功效】安神，养心，敛汗，壮骨，宽肠，润肠。

双仁鱼头豆腐

【原料】砂仁3克，柏子仁6克，鳙鱼头1个（约500克），冬菇、火腿各30克，葱节、姜片各10克，料酒10～20毫升（克），精盐5克，鲜汤500克，豆腐1块约500克，菜籽油50克。

【做法】砂仁、柏子仁研成细粉；鳙鱼头去鳃洗净，料酒码味去腥；冬菇洗净、切片；火腿切薄片；豆腐清洗一下，切成小块，待用。炒锅中用菜籽油约50克烧至六七成热时，下葱节、姜片和火腿片煸香，注入鲜汤约500克，放入鱼头，加入砂仁粉、柏子仁粉、冬菇、料酒、精盐，置中火上炖25分钟后，将豆腐放入，再煮15分钟入味即成。

【用法】空腹或佐餐食用。

【功效】补脾胃、益气血，健脑补脑，安神。

核桃仁鸡丁

【原料】核桃仁60克，鸡胸脯肉200克，蒜片、葱节各10克，精盐5克，料酒10克，鸡汤约50克，湿淀粉15克，素油适量，姜片5克。

【做法】鸡胸脯肉切成1厘米见方小丁；核桃仁在沸水中焯一下去涩味，沥干，用素油炸香，待用。鸡肉丁用精盐2克码味，湿淀粉上浆后，再下六成热油锅里滑透、沥干，待用。油锅留余油约30克，再热至七成热时，下葱、姜、蒜、料酒、精盐、鸡汤烧沸成滋汁，放入鸡丁，核桃仁炒匀，装盘即成。

【用法】空腹或佐餐食用。

【功效】补气益血，健脑补脑，安神养心。

功能性消化不良的食疗药膳

人参汤圆

【原料】人参、茯苓、山药各10克，绿豆沙泥30克，干糯米粉，白糖，熟猪油适量。

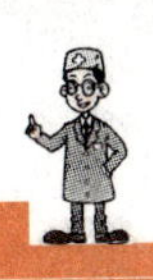

【做法】将人参、茯苓、山药洗净蒸熟，捣成泥，与豆沙泥、白糖、熟猪油共同拌匀，搓成拇指头大的丸子备用。将干糯米粉放在盘中，然后放上参苓山药豆沙丸子，将盘子左右摆动，让丸子粘上糯米粉（粘均匀）。再将粘有糯米粉的丸子逐个沾水，放进盘中滚动，让其再粘上干糯米粉，如此反复操作3～4次，便成为汤圆。将汤圆投入沸水锅中煮熟，再放白糖水，即可食用。

【用法】佐餐食用，每日1次。

【功效】补脾健胃。适用于各型功能性消化不良。

山楂橘皮茶

【原料】山楂20克，橘皮5克。

【做法】将山楂、橘皮用清水洗净后将山楂用文火炒至外面呈淡黄色，取出放凉；橘皮切成丝。将山楂与橘皮共放入茶杯中，用沸水冲泡15分钟即可。

【用法】频服，代茶饮，每日1剂。

【功效】理气、消食化滞。适宜于饮食停滞及肝胃不和型功能性消化不良者饮用。

麦芽山楂鸡蛋羹

【原料】麦芽15克，山楂20克，山药30克，葛根30克，鸡蛋2个，精盐适量。

【做法】将麦芽、山楂、山药用清水洗净，加清水适量，用文火煎约60分钟，去渣取汁；鸡蛋磕入碗内搅匀；葛根磨成细粉，用开水调成糊状。将药汁煮沸，倒入鸡蛋液与葛粉糊，搅匀煮沸，加精盐调味即可。

【用法】每日1剂，佐餐食用。

【功效】健脾开胃，消食化积。适用于饮食停滞型功能性消化不良。

鸡骨草猪排煮面

【原料】鸡骨草100克，大枣10克，生姜30毫升，猪排骨、葱、精盐、味精适量。

【做法】将猪排骨剁成约2厘米长的段，下入沸水锅中去掉血污后捞出。另将锅内放油烧热，下入葱段、姜片炝香，下入排骨块煸炒，烹入料酒，加清汤，下入鸡骨草药包烧开，拣出葱、姜不用。下入大枣烧开，煮至排骨熟烂。拣出药包不用。下入挂面、精盐烧开，煮至熟透，加味精，出锅装入碗内即成。

【用法】每日1次，佐餐食用。

【功效】健脾和胃。适用于各型功能性消化不良。

功能性便秘的食疗药膳

决明烧茄子

【原料】决明子15克，茄子250克，生姜10克，葱、蒜片、豆油适量。

【做法】先将决明子捣碎，加水适量，煎30分钟左右，弃渣后浓缩煎汁至2茶匙待用，再将茄子洗净切成斜片；将豆油放锅中烧热，将茄子片放入油锅内炸至焦黄，捞出滤油备用。淀粉加入决明汁搅匀；蒜片放油锅翻炒一下，然后把茄子和葱、姜和决明汁继续翻炒至熟，装盘即可。

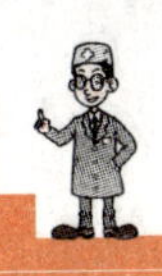

【做法】佐餐食用，每日2次。

【功效】清肝明目，润肠通便。适用于热秘型功能性便秘。

太子参百合田鸡汤

【原料】太子参60克，百合60克，罗汉果10克，生姜10克，田鸡500克，猪瘦肉500克，酱油适量。

【做法】将诸药材用清水洗净，稍浸泡；田鸡宰洗净，去皮、内脏，斩件；猪瘦肉洗净，整块不用切。然后一起放进瓦煲内，加入清水3000毫升（约12碗量），先用武火煲沸后，改用文火煲约2.5小时，调入适量精盐和生油便可。猪瘦肉、田鸡可捞起，拌入酱油供佐餐用。此量可供3~4人用。

【用法】佐餐食用，每日1次。

【功效】清肺润燥，益胃生津。适用于各类虚秘型功能性便秘。

木耳炒饭

【原料】麦门冬20克，木耳15克，菠菜20克，胡萝卜1根，粳米500克，花生油、精盐、味精适量。

【做法】将麦门冬洗净后，纳入锅中加适量清水熬煮，去渣取汁与粳米加适量水蒸成米饭，木耳泡发，与菠菜、胡萝卜切碎，置锅中加适量花生油、精盐、味精翻炒，再倒入米饭翻炒。

【用法】随餐食用。

【功效】清热润肠。适用于热秘型功能性便秘。

芝麻核桃粉

【原料】黑芝麻250克，核桃仁250克，蜂蜜适量。

【做法】将黑芝麻、核桃仁、白糖研成细粉，混合均匀。分装，每

10克1包，加蜂蜜适量，温水调服。

【用法】每日2次，每次1包。佐餐食用。

【功效】温补肾阳，润肠通便。适用于阳虚型功能性便秘。

增液肉糕

【原料】玄参、麦冬各10克，生地、生姜各15克，花椒0.5克，鸡蛋6个，干淀粉70克，绍酒15克，清汤300克，葱15克，精盐3克，熟猪油100克，味精1克，花椒面适量。

【做法】把猪肉剁成肉末。玄参、麦冬、生地用清水洗净，烘干研成粉末。鸡蛋磕破，蛋清、蛋黄分置碗内并搅散。葱、生姜洗净切成碎末。将肉末、中药末、干淀粉、精盐、葱、姜、花椒面、味精同放盆中，加一个蛋清拌匀成馅。用方瓷盘底抹上熟猪油，放上方木框架，倒入其余蛋清，入笼内蒸3~4分钟，放入肉馅并抹平，再倒入蛋黄抹平，于笼内蒸熟，翻入盘内。炒锅置火上，下油烧至五成热，倒入清汤，加精盐、绍酒、味精及湿淀粉，勾成白汁，淋在肉糕上即成。

【用法】温热空腹食之，每食适量。

【功效】养阴生津，润肠通便。适用于阴虚型功能性便秘。

呕吐的食疗药膳

呕吐是胃内容物反入食管，经口呕出的一种反射动作。可分为三个阶段，即恶心、干呕和呕吐，但有些呕吐无恶心或干呕的先兆。呕吐可将咽入胃内的有害物质吐出，是机体的一种防御反射，有一定的保护作

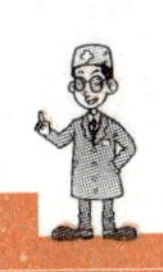

用，但大多数并非由此引起，且频繁而剧烈的呕吐可引起脱水、电解质紊乱等并发症。呕吐期间的饮食调养是非常重要的，下面就简单介绍呕吐的食疗法。

姜汁鸡块

【原料】鸡肉500克，姜25克，精盐、醋、味精、香油各适量。

【做法】将鸡去五脏后洗净，放入凉水锅中，上火煮熟（不能煮烂），捞出用冷水泡凉，擦去水分，抹上香油防止外皮干裂。姜去皮、捣烂成汁，放入碗中，加入精盐、米醋、味精和香油搅匀成调味汁。将鸡去掉大骨，剁成块，码入盘中，浇匀调味汁即成。

【用法】每天2~3餐，随量食用。

【功效】生姜性温，有解表散寒，祛痰止呕之功，对于感冒风寒、呕吐喘咳、胀满泄泻有食疗之功。由于其性温，阴虚内热者不宜多用。

鸡丝炒佛手

【原料】鸡肉150克，佛手瓜250克，豌豆淀粉、鸡蛋清、花生油、大葱、姜汁、料酒、精盐、酱油、味精各适量。

【做法】将淀粉加水适量调匀成水淀粉，待用，葱洗净切成细丝。将鸡脯肉剔去筋膜后片成大片，顺丝切成6厘米长、0.3厘米粗细的鸡丝；佛手顶刀切片，再切成细丝，用温水洗一下，控净水分。将鸡丝用少许精盐、水淀粉、鸡蛋清浆好，锅烧热，注入花生油至三四成热时下入鸡丝拨散滑透，遂将佛手丝用油滑一下，一起倒入漏勺内控净油，锅留少许底油，烧热。放葱丝炝锅，下烹料酒、姜水，随即倒入鸡丝和佛手丝，放高汤、精盐和味精，翻炒均匀即可出勺装盘。

【用法】每天2~3餐，随量食用。

【功效】有消气作用。可治胃病、呕吐、噎嗝、高血压、气管炎、哮喘等病症。

蒜蓉玉叩鸡胗

【原料】鸡胗250克，白豆蔻、八角、大蒜、大葱、姜、精盐、香油、辣椒油、料酒、桂皮、味精、红油、清汤各适量。

【做法】先将鸡胗洗净，加入葱（切末）、姜（切末）、精盐、料酒、香料等，腌制2小时，然后上笼蒸熟待用。将白蔻仁加汤，也上笼蒸出药味。将蒸好的鸡胗改刀后装盘摆好。将蒸出药味的白蔻仁汁加入清汤、精盐、蒜蓉（捣碎）、味精、香油、红油等调好，然后浇到盘上。

【用法】随餐食用。

【功效】温胃利气，消湿止呕。适用于脘腹胀痛、恶心呕吐、食欲不振。

鲜芦根炖冰糖

【原料】芦根100克，冰糖50克。

【做法】用鲜芦根、冰糖适量，放瓦盅内隔水炖熟。

【用法】去渣代茶饮。

【功效】清热生津，润肺和胃，除烦止呕。治疗胃热口臭、胃热烦渴、呕吐等。本方以夏季炎热时应用较多。

芦根粟米粥

【原料】芦根60克，粟米50克，生姜汁、蜂蜜各适量。

【做法】将鲜芦根洗净，切碎，煎30分钟，取汁；粟米淘洗干净。将锅置火上，放入芦根汁，下粟米，用文火煮，使成粥并加入适量的生姜汁和蜂蜜，调匀服食。

【用法】随餐食用。

【功效】清热生津，和胃降逆。本膳用芦根，有清热除烦、养胃生津的作用，常用于温热病初起，发热烦渴、胃热津伤的呕吐、呃逆。

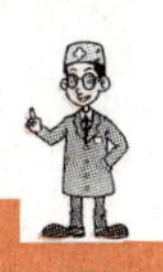

橘皮粥

【原料】橘皮 3 ~5 克，粳米 50 克。

【做法】把晒干的橘子皮研成碎末，粳米淘洗干净。锅置火上，加入适量清水，放入橘皮末、粳米，煮粥，用大火烧开后，改用文火煮粥，待橘皮烂、米熟后，即可食用。

【用法】每日早、晚各饮 1 次。

【功效】健脾和胃，顺气降逆。本膳用橘皮，有健脾理气的作用，与补胃肠的粳米煮成粥，适用于胃肠气滞引起的伤食呕。

砂仁鲫鱼

【原料】鲫鱼 500 克，砂仁 25 克，姜、大葱、精盐、豌豆淀粉、泡椒、料酒、植物油各适量。

【做法】砂仁洗净，捣碎，鲫鱼去鳞和内脏，洗净，用精盐、料酒和淀粉调汁抹匀鱼身内外。砂仁放入鱼腹内，隔水蒸 15 分钟，葱、姜和辣椒都切成丝。锅内放入油烧热后，放入葱、姜、辣椒丝，爆香后，淋在鱼身上即可。

【用法】每天 2 ~3 次。

【功效】砂仁能治疗消化不良，食欲不振及呕吐等症；鲫鱼有治疗食欲不振，胃肠虚弱的功效，更能治疗反胃。

桂圆生姜汤

【原料】桂圆干 50 克，生姜 8 克，精盐 2 克。

【做法】桂圆干洗净放入锅中，加清水浸泡，再加入生姜、精盐，煮约半小时即成。

【用法】随餐食用。

【功效】此汤偏于温补，对脾虚偏寒之泄泻尤为适宜。

橘皮竹茹汤

【原料】橘皮12克，竹茹12克，大枣5枚，生姜9克，甘草6克，人参3克。

【做法】将上药六味，以水一升，煮取300毫升。

【用法】温服100毫升，日三次服。

【功效】理气降逆，益胃清热。适用于久病体弱或吐下后胃虚有热，气逆不降，呃逆或呕吐，舌嫩红，脉虚数。

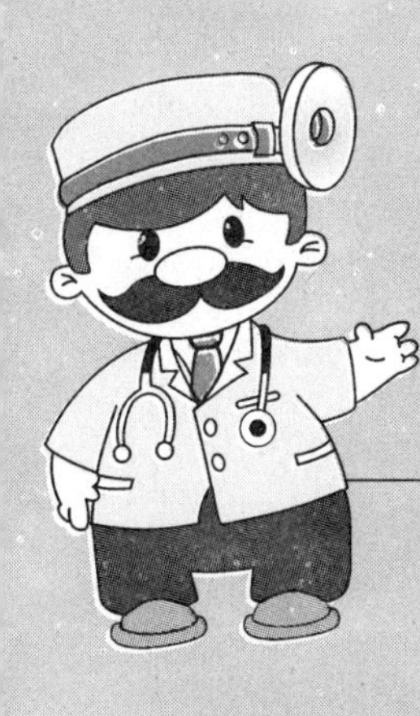

第三章

日常养生中的“红绿灯”

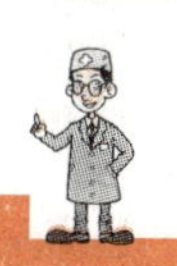

第一节 胃肠病饮食中的宜与忌

溃疡发作期饮食宜少食多餐

溃疡病患者在急性期，胃酸浓度很高，胃黏膜极度损伤，大量进食可以导致胃部扩张，牵扯溃疡部位而引起疼痛加重。为了避免胃的过分扩张，减少胃酸对病灶部位的刺激，应采取“少食多餐”的进食办法，使胃中经常保持适量的食物以中和胃酸，使胃酸浓度减少，减轻症状，这样才有利于溃疡面的愈合。一旦症状得到控制，宜改为正常的一日三餐。

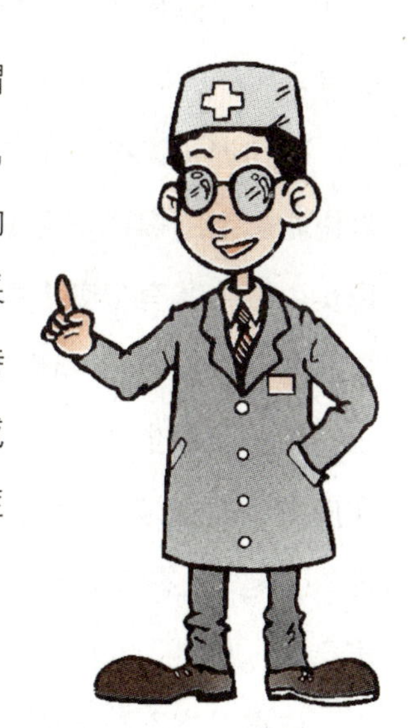

胃肠病患者宜饮食有节

生活中，我们经常说，任何事物只有做到“恰到好处”或“适可而止”才算是最好的，否则便会招来“物极必反”的麻烦。我们的日常饮食也是如此，你吃得多了，你的胃就会有意见，胃虽然不会说话，但它会以别的方式反抗你，甚至报复你，时间一长，你的消化功能就会紊乱，进而影响你的身体健康。正如《黄帝内经》中所说：饮食自倍，肠胃乃伤。中医学认为，人的胃是一身气机升降的枢纽。这就像是铁路交通的重大枢纽一样，某个地方一旦有异常现象，势必会引起一连串的反应，比如车次混乱，旅客受阻，甚至发生车祸。同样，如果脾胃这个人体的枢纽瘫痪了，就会导致一系列疾病，如急性胃炎、慢性胃炎、肠炎等。

有句谚语说得好：“宁可锅中放，不让肚饱胀。”什么意思呢？就是说吃剩下的饭菜宁可放在锅里或倒掉，也不能勉强自己吃完。然而，现实生活中，有多少人能真正做到这一点呢？大人孩子过生日、父母或自己的一些纪念日、还有那些大大小小的别人的或自己的值得庆贺的日子，哪一个能少了一顿丰盛的美餐？尤其是岁末年初，单位联络宴请、家庭聚餐的机会更多，因此暴饮暴食成为了一种常见的“节日综合征”，不少人在节日欢乐祥和的气氛中因暴饮暴食而乐极生悲，害人害己。

吃得过饱不利于健康，但食之太少也有损于健康。有些人片面认为吃得越少越好，尤其是减肥族，为了让自己拥有苗条的身材，强迫自己

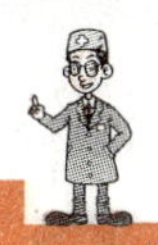
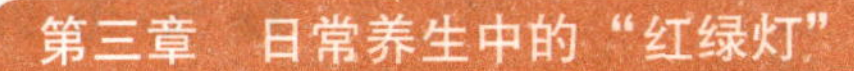

挨饿，结果由于身体得不到足够的营养，反而虚弱不堪、四肢无力、精神恍惚。正确的方法是量腹所受，即根据自己平时的饭量来决定每餐该吃多少。“凡食之道，无饥无饱，是之谓五脏之葆。”这句话中所说的无饥无饱，就是进食适量的原则。只有这样，才不致因饥饱而伤及五脏。

饮食有节，另一方面的意思就是饮食要定时。不到该吃饭的时间就不吃东西，这种饮食习惯是正确的。“一日三餐，食之有时”，胃适应了这种进食规律，到吃饭时便会作好消化食物的准备。爱吃零食的人，到了吃饭时间，常会没有饥饿感，勉强塞进些食品，也不觉有什么滋味，而且吃到肚子里面很难受，又难以消化。对饮食宜定时这一点，《尚书》中早就指出了“食哉惟时”的观点，意思是说，人们每餐进食都应有较为固定的时间，这样才能保证脾胃消化、吸收正常地进行，胃活动时能够协调配合、有张有弛。中医学认为，一日之中，机体阴阳有盛衰之变，白天阳旺，活动量大，故食量可稍多；而夜暮阳衰阴盛，即待寝息，以少食为宜。因此古人有早餐吃好、午餐吃饱、晚餐吃少的名训。按照现代营养学的要求，一日三餐的食量分配比例应该是3∶4∶3，打个比方说，如果我们一天吃500克（1斤）粮食的话，早晚餐应各吃150克（3两），中午吃200克（4两），这样比较合适。有人观察，每天早餐进食8368千焦（2000千卡）的热量，对体重并无明显的影响，而把这么多热量放在晚餐，人的体重就会明显增加。这就说明了饮食对于体重的影响，在一天的什么时候吃比吃什么还要重要。

我们虽然强调按时进食，但并不完全排斥按需进食，即想吃时就吃一点，不想多吃就少吃一点。像身患慢性病，运动量不大的老人，晚上不想吃东西，或吃东西后肚子就难受；午睡时间过久的人，常常在晚餐时间不想吃东西；熬夜加班的人，在第二天早餐时往往不想吃饭，想赶快睡上一个好觉。对于他们来说，等有了食欲时再吃会更好一点。对于这一点，我国著名养生学家陶弘景早就指出：不渴强饮则胃胀，不饥强食则脾劳。意思是，人若不渴而勉强饮水，会使胃部胀满，若不饿时而勉强进食，则会影响脾的消化吸收，使脾胃功能受损。以上均说明，按需进食，是适应生理、心理和环境的变化而采取的一种饮食方式。但它不应是绝对地随心所欲，比如零食不离口；也不应是毫无规律地随意进食，而是于外适应变化的环境，于内适应变化的需要，使饮食活动更符合内在的消化规律。

总而言之，按需进食与一日三餐、按时吃饭的饮食习惯并不矛盾，它们是相辅相成、互为补充的。它们可以适合人们在不同环境中的饮食需要，目的是让人们的饮食活动变得更科学、对健康更有益。

胃肠病患者饮食宜细嚼慢咽

胃肠病患者在选择食物时要考虑营养平衡和易消化，但如果在吃的过程中不是细嚼慢咽，而是狼吞虎咽，那也是无法收到良好效果的。食物在嘴里咀嚼不完全，会加重胃的负担，容易造成胃溃疡和胃炎；另外，由于咽得太快，一些坚硬的食物也容易卡住喉咙，而且，吃东西太快还容易产生胀气。

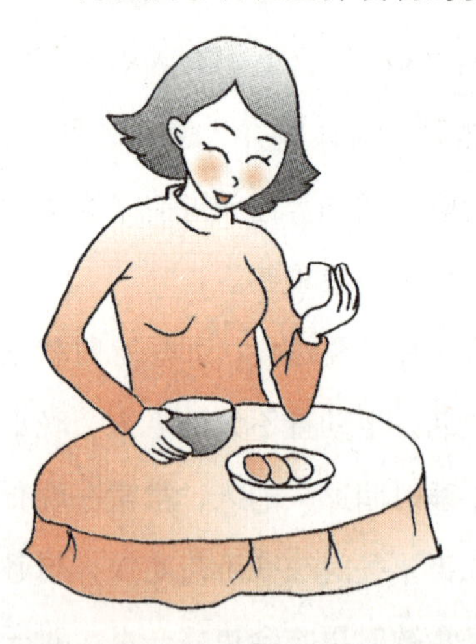

食物一入口便开始消化，只有用牙齿好好咀嚼食物并让其和唾液混在

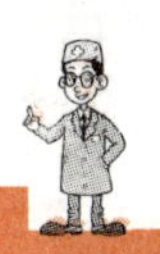

一起，唾液中的消化酶才会产生作用，分解食物，从而减轻胃的负担。因此对于肠胃功能较弱的人来说，为了不增加胃肠的负担，吃东西还是要细嚼慢咽。特别是煎饼之类的食物，如果不经过咀嚼就囫囵地吞下去的话，很容易刺伤胃黏膜，从而诱发炎症。

唾液是天然的食物“消化剂”，又是天然的“防癌防病剂”，我们应该充分利用它，所以吃饭时一定要细嚼慢咽，让唾液为我们的身体健康服务。

饮食宜清淡

饮食向来是我国传统养生的重中之重，而“清淡饮食”对人体健康的好处，更是受到众多养生专家的肯定。所以，在日常的饮食中，我们一定要注意饮食的清淡，别吃太过咸腻的东西。

精盐是人们生活中离不开的调味品，也是人体所必需的物质。它在保持人体健康方面发挥着极其重要的作用。缺少了必要的精盐的摄入，人的健康就会受到影响。但事物都有两面性，人体对于精盐的摄入量，也并非是越多越好。

国外一些学者认为，摄盐过多是加重胃肠负担的重要原因之一。据调查，生活在北极圈的爱斯基摩人，每天食盐摄取量低于 5 克，很少发现肠胃有疾者。日本东北部居民每天吃精盐 25 克，而肠胃功能不好者为 10% ~40% 。因此，许多医学专家提出，每日摄盐量应控制在 2 ~5 克。医学专家们还建议，从婴儿时期就开始养成淡食的习惯，有利于防止成年后的胃肠疾病。另外，胃肠有疾的病人，更要严格限制摄盐量，否则病情会加重。

可是，在现实生活中，有些人却养成了嗜盐的不良习惯，觉得盐少无味，凡是菜肴汤水一类，精盐味重则味道美。殊不知，这样不但对自身健康不利，而且还特别容易影响下一代的健康饮食习惯。因此，为了有一个健康的身体，也为了能够享受多种多样的美食，食盐重者要学会逐渐调整嗜盐的不良习惯，在饮食方面，应选择一些清淡的饮食或一些既滋补美味又养胃肠的汤水，从而使身心内外健健康康、清清爽爽。

餐前喝点汤，胃肠更健康

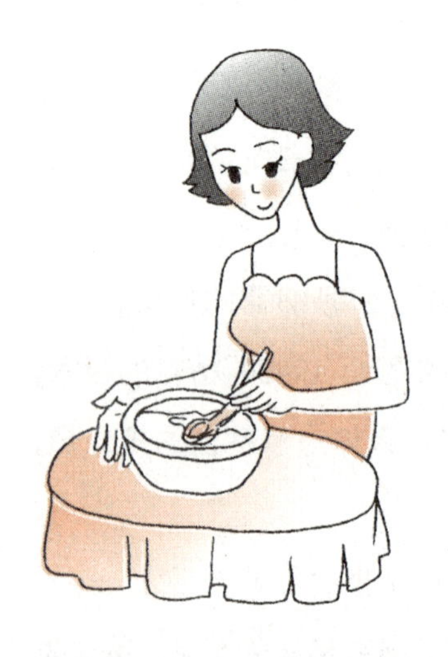

吃饭前，先喝几口汤，可以润滑消化道，使我们在吞咽的时候食物可以顺利下咽，以防止干硬食物对消化道黏膜的刺激。而且在吃饭的过程中偶尔喝点汤也是有好处的，这样可以帮助食物的稀释和搅拌，有益于肠胃对食物的消化和吸收。营养学家认为，餐前或就餐过程中适当地喝点汤，可以减少食道炎、肠胃炎的发生。经常喝汤、豆浆、牛奶的人，消化道也会保持健康状态。

但是，餐前喝汤也要适量，不可以大量地进食汤水，因为过量的汤水很容易冲淡胃液，稀释胃酸，从而降低胃的消化功能，造成食欲不振。

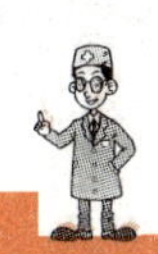

饮食宜定时定量

饮食不规律是影响胃肠功能的负面因素。《黄帝内经》中言：“食饮有节，起居有常，不妄做劳，乃可形与神俱，而尽终天年，度百岁乃去。”这里的“食饮有节”，一是指少食，二是指定时，有规律地定量进食。

胃病患者宜吃面食

据调查显示，我国消化性溃疡的发病率在地理分布上由北向南逐渐升高。而我国北方人多食小麦，南方人则多食大米，这种差别似乎表明胃溃疡与大米有关。究其原因，主要与以下3种因素有关：

（1）大米的营养成分比较低

大米中的脂肪和蛋白质含量高，不但具有保护胃黏膜的功能，还具有溶解维生素和润滑脏器的作用。含脂肪低的食物易刺激胃，使胃酸分泌增加，常吃含脂肪低的食物可导致消化性溃疡。高脂肪食物能抑制胃酸分泌，没有酸就没有消化性溃疡。蛋白质能调节人体的多种生理功能，增强机体的抗病能力，如果长期食用含蛋白质较低的食品，人体就会缺乏蛋白质，从而使得经常受酸、甜、辣、苦刺激的胃黏膜易发生病变。

（2）大米比面食较难消化

有些人喜欢吃较硬的干饭或泡饭，而且吃饭时狼吞虎咽，这样势必加重胃的负担，久而久之，容易发生溃疡病。而小麦粉是经过发酵后食用的，既容易消化，又能促进面粉中营养物质的吸收。

（3）吃法不当损伤胃黏膜

许多人喜欢将大米反复冲淘，还有的用开水煮过后捞起再蒸。这样的吃法会使大米丧失大量的水溶性维生素，久之会导致人体缺乏维生素。特别是 B 族维生素的缺乏，对胃黏膜的健康尤为不利。

进餐时宜讲究顺序

吃饭也要讲顺序，先吃饭吃菜，再喝汤润喉，饭后来点甜点，最后再吃水果，这是人们传统的进餐习惯，过去也没有人质疑它有什么不对。但随着肠胃疾病的与日俱增，近几年来一些健康专家开始探究其中潜藏的一些问题，发现大多数人都吃错了顺序。

先吃蔬菜后吃肉。专家们比较推崇西方国家的饮食顺序。美国健康专家克斯奥博士主张每顿饭应先喝小半碗汤或小半杯新鲜果汁，接着吃沙拉或蔬菜，然后是肉、鸡蛋等。他认为，这样可减少胃肠的负担，达到健康饮食的目的。

餐后不能马上吃水果。为什么呢？美国的营养学家们发现，无论食物的复杂程度或数量多少，人体消化食物的顺序是严格按照进食的次序进行的。根据这个理论，如果人们一开始吃的就是一些成分过于复杂而且需要长时间消化的食物，接着再吃一些简单而需要较短时间消化的食

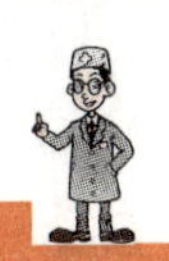

物，那么就会妨碍后者的吸收和营养价值的实现。举个例子，在各类食物中，水果和甜品的主要成分是果糖，不用通过胃来消化，而是直接进入小肠就被吸收；米饭、面条等淀粉类食物以及含膳食纤维的蔬菜，则需要在胃里停留一两个小时；而含蛋白质或脂肪成分的食物，则需要在胃里停留更长的时间，甚至达四五个小时，跟消化液产生复杂的化学作用，待完全分解后，才进入小肠被吸收。

吃早餐的重要性

早餐是启动大脑的“开关”，有的人习惯不吃早餐或随意应付式地吃早餐，长期如此对身体健康及生活会有很多害处。

（1）精神不振

不吃早餐或早餐摄入不足，会使已经空虚一夜的身体处于营养“暂时”性的缺乏状态，精神不好，工作效率、大脑思维能力均会显著降低，严重时还会出现心慌、手抖、头昏等状况，甚至发生低血糖休克。

（2）诱发肠胃炎

早餐不足，午餐必然会因饥饿大量进食，消化吸收难以跟上，会增加消化系统的负担，还会因为打乱了消化系统的生理活动规律而引起功能失调，诱发肠胃疾病。

（3）易发心脏病

不吃早餐易使血液中的血小板凝聚在一起，再加上身体经过一夜的排泄失水很多，血液黏稠度就会增大，早上工作紧张时更会引起流往心脏的血液量不足，从而增加心脏病发生的几率。

（4）影响容貌

不吃早餐的人往往都是为了多睡些觉，甚至睡“回笼觉”，赖床的结果会打乱自己的生物节律，睡得多但精神差，并会使皮肤松弛，影响容貌。

（5）易患胆结石

人体早晨空腹时胆汁中胆固醇的饱和度特别高，此时胆汁酸分泌较少，胆固醇溶解较慢，容易析出而产生胆结石。

饮食注意酸碱平衡

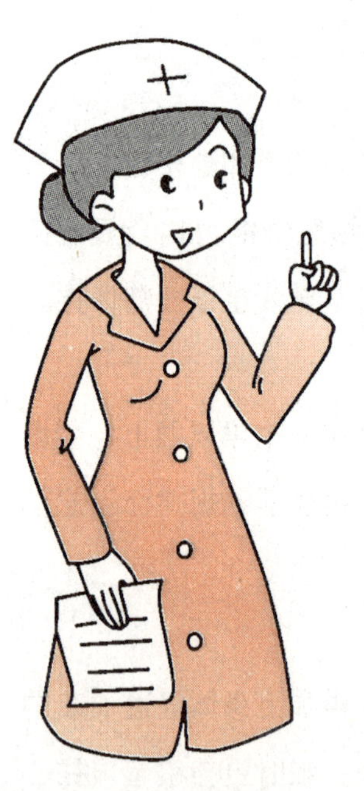

胃病患者饮食要注意饮食的酸碱平衡，当胃酸分泌过多时，可以饮用牛奶、豆浆，或吃些馒头、面包以中和胃酸。当胃酸分泌减少时，可食用浓缩的肉汤、鸡汤、带酸味的果汁或水果，以促进胃酸分泌，帮助消化。烹调方法以蒸、煮、炖、烩为主，炸、熏、烤、腌的食物不容易消化，还会增加胃肠负担，所以不宜采用。

还需要注意的是，几乎所有的药物都会刺激胃，所以选择任何药物时都需谨慎，并对医生说明情况。此外，要戒烟戒酒，少饮浓茶和咖啡。

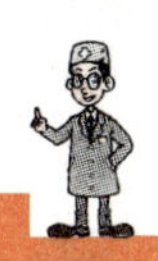

胃酸过多者饮食五忌

（1）冰冻和过热饮食

饮食的温度宜适中，过热的茶、汤和冷饮不宜饮用。

（2）含味精过多酸、辣及过咸的食物

饮食应以清淡为主，味重则会刺激胃酸分泌。食用少量的生姜和胡椒，可起到暖胃和增强胃黏膜的保护作用，但切忌过量。

（3）太荤、太油腻和煎炸的食物

饮食应以易消化的食物为主，肉类一定要烹调熟。蔬菜也不可半生。

（4）饮食无节制

胃酸过多患者宜少吃多餐，避免胃部出现饥饿疼痛。若胃痛时，可吃一两块苏打饼干。

（5）饮酒和咖啡

酒类和咖啡对胃部刺激较大，尤其是酒，会使溃疡恶化。

胃病患者忌饮酒

传统中医学认为，酒性属火，多饮久服会伤津耗液，损胃扰神。现代医学研究表明，长期饮酒或一次大量摄入酒精，会引发急性胃黏膜炎症。酒精会破坏胃黏膜的保护层，使胃液中的氢离子反弥散进胃黏膜，引起胃黏膜充血、水肿，甚至出血、糜烂，高浓度酒的危害尤为明显。所以，少量饮用低度酒如黄酒，对慢性胃病有益，但如果大量饮酒或酗酒，则对人体有害无益。

食不欲急，忌吃过烫的食物

在人体的各种器官中，以口的耐热度最高，烫得连手都不敢碰的开水照样能慢吞吞地喝下去。倘若人跳入80℃的热水中，全身都会被烫伤，但将80℃的热水喝入口里，口腔却安然无事。我们经常看到，在严寒的冬天，有些人习惯一面对烫的食物吹气，一面匆匆忙忙地吞进去。喜欢烫的刺激并不是好现象，因为很容易引起食管与胃部的炎症，患上食管癌的人大多喜欢喝热汤。当然，话虽这么说，但我们也不必太紧张，只要平时养成不吃太烫的食物的习惯就行了。

烫食会使口腔黏膜充血，损伤黏膜造成溃疡；另外，烫食对牙齿也有害处，易造成牙龈溃烂和过敏性牙病；太烫的食物还会损伤食管黏膜，刺激黏膜增生，留下的瘢痕和炎症还可能引起恶性病变。许多肿瘤学专家的研究都表明，癌症实际上就是在慢性炎症的基础上发展起来的。

保护胃健康，忌嗜辣

适量食用辣椒具有抗炎及抗氧化作用，有助于降低心脏病、某些肿

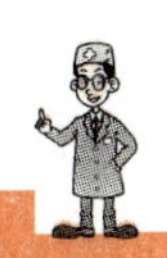

瘤及其他一些随年龄增长而出现的慢性病的风险。英国一家权威机构调查研究显示，经常进食辣椒可以有效延缓动脉粥样硬化的发展及血液中脂蛋白的氧化。

很多食物都含有硝酸盐，虽然硝酸盐本身不具有致癌性，但其在进入肠道后，在一定条件下会转化成亚硝胺。亚硝胺是强致癌剂。而辣椒富含的维生素 C 能阻止亚硝胺的形成，因而适量吃辣椒有助于预防癌症。

由此可见，吃辣椒会诱发胃癌的说法是没有科学依据的。相反，适量食用辣椒对人体健康很有益处。

适量吃辣椒不论是对健康人还是肠胃病患者都有益处，但过量嗜辣很容易引发肠胃疾病。

过度食用辣椒会导致皮肤发红、发热，还会刺激身体黏膜组织，特别是消化系统。而肠胃病患者肠胃本身就有问题，因而很容易致病。因此患有便秘、痔疮、气管炎等疾病的患者不宜吃辣；咽喉部位出现喘气不匀，或劳动时感到气不够用及情绪不好、沉默寡言时，应尽量不吃辣，特别是患食道炎、胃溃疡的人，经常吃辣椒会伤及肠胃。

胃肠病患者忌吃冷饮

炎热的夏季、剧烈地运动和紧张地工作后，喝一杯冰镇饮料、吃点冷饮，丝丝凉意浸入你的心脾，你会感到特别地惬意。但贪图一时痛快的同时，切不可忘记痛快背后的隐患。常吃冷饮会使人发生胃痛、腹痛，甚至呕吐和腹泻，而且，经常吃冷饭的人，还会引起消化不良、食欲不振等胃肠疾病。

正常人的胃肠道有一定的张力，并保持着一定的有节律的蠕动，血液循环也随着其活动的强度而增减。如果突然吃进大量的冷饮，胃肠道表面受到寒冷的刺激，就会使胃部产生痉挛性收缩，肠道蠕动亢进，导致胃痛、腹痛、恶心和腹泻。同时胃肠道血管也因受寒凉的刺激而收缩，胃肠道血液供应减少，导致胃肠道的分泌、蠕动等生理功能失调，加重了上述症状。

白糖是冷饮中的主要成分，人们在口渴时，为了补充体内水分，更为了追求冷饮的凉爽口感，不知不觉中就摄入了过多的糖分。此时饱食中枢就会发出“饱”的信号，从而使人不感到饥饿或不想进食。时间一长，就会使人营养失调、食欲减退。

另外，人在吃饭时或者在饭后喝饮料时，大量的饮料充满胃腔，冲淡了胃液，饮料中的二氧化碳还会中和胃酸，导致消化不良。有慢性胃肠道疾病的患者，胃肠道分泌、蠕动本身存在着障碍，胃肠黏膜防御功能低下。因此，这些人不宜吃冷饮、喝饮料。健康人平时也要做到少吃冷饮、少喝饮料，这样才会使我们的肠胃乐逍遥。

忌食腌制、熏制和油炸食品

科学研究证实，长期食用熏制食品可以诱发癌症。因为在熏制的食品中有相当高的多环烃类（3，4－苯并芘）化合物，这是一种高致癌物质。长期食用，易于导致消化道癌症。

另外，熏制和油炸食品不容易消化，常常影响胃消化功能的恢复，

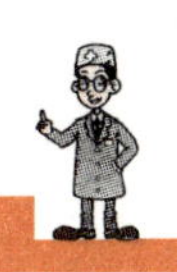

不利于病灶消除，因此对胃病患者来说，应尽量避免食用这类食物。饮食应新鲜、质软、容易消化，以减轻胃的工作负担，以利于胃病的早日康复。

忌长期食用快餐面

由于现代社会中人们生活节奏不断加快及工作的繁忙，使得许多工作人员及学生吃饭无法定时，很多时候为了方便快捷，就经常吃快餐面。快餐面的确能起到方便快捷的作用，但长期下来也使得很多人得了胃病，影响了工作和学习。

快餐面在制作过程中必须经过油炸的过程，而且为了运输和保存的方便，在其面块及调料中都加入了防腐剂。胃病患者应尽量少吃或不吃油炸食品的观点已经为广大患者所接受。至于防腐剂，其本身对人体就有危害，更不用说长期食用了。

忌长期食用咖啡和浓茶

咖啡的主要成分咖啡因，具有特别强烈的苦味，能刺激中枢神经系统、心脏和呼吸系统，具有提神的作用。咖啡作为一种在世界范围内久盛不衰的饮料，我国有越来越多的人喜欢上了它。

茶在我国有着悠久的历史。随着经济的发展，茶不仅作为招待客人的饮品，而且成了人们生活中不可缺少的部分。从中医角度讲，茶具有止渴生津、清热解毒及消食化滞的功效。茶中的主要成分茶碱具有兴奋中枢神经系统的作用，也可以用于提神。

现代生活中，许多人因为生活节奏加快，工作繁忙，有时甚至通宵达旦工作，所以靠喝浓咖啡浓茶来提神，以提高学习和工作效率的人也越来越多。但咖啡中所含有的咖啡因和茶叶中的茶碱都会对胃产生一定的刺激，可以损伤胃黏膜屏障，进而引起炎症甚至溃疡性病变，所以饮用咖啡和茶时不宜太浓，以免引起胃病。已经有胃病的人则更应注意。

腹胀忌吃的食物

腹胀的产生与饮食有密切关系。因此，腹胀患者在日常饮食中应注意以下几方面：

(1) 避免食用易产气的食物

如萝卜、豆类、白薯、韭菜、生葱、生蒜、芹菜等。吃萝卜胀气是因为其中含辛辣的硫化物，在肠道酵解后产生的硫化氢和硫醇，抑制了二氧化碳的吸收。土豆富含植物纤维，而植物纤维不容易被消化，所以也易被细菌酵解为二氧化碳及氢气，引起腹胀。食用大豆类食品胀气是因为大豆（黄豆）含水苏糖等寡聚糖，这些糖很易被微生物发酵产气。但大豆制成豆腐时，这些糖类已被溶在水中流失，故较少引起腹胀。

(2) 避免进食含气的食物

例如蛋奶类、打起泡沫的奶油、打起泡沫的加糖蛋白及汽水，均应避

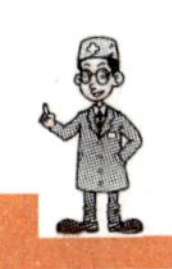

免进食。有些人认为，喝汽水能助人打嗝，其实打嗝虽能令人感觉舒服，但大部分气仍在肠内。为避免消化不良，饮食中应减少不易消化的食物。

忌挑食偏食

有的人总喜欢吃一种或几种食物，其他食物基本不怎么吃，这就很容易形成挑食偏食，是一种对身体健康非常不利的饮食习惯。

人体对营养的需要是多方面的，这些营养又分布在不同的食物中，任何一种食物，不论它的营养价值有多高，都不能提供人体所需要的全部营养，所以长期只吃一种或几种食物肯定会造成体内其他营养元素的缺乏。从而使体内的营养不平衡，导致疾病的发生，比如长期偏食荤菜而不吃新鲜蔬菜，就会造成体内多种维生素的缺乏；还有一些人过于偏爱零食而不吃正餐，就会使胃肠不停地蠕动而得不到休息，胃肠分泌的消化液得不到调节，就会造成功能紊乱，出现消化不良等。

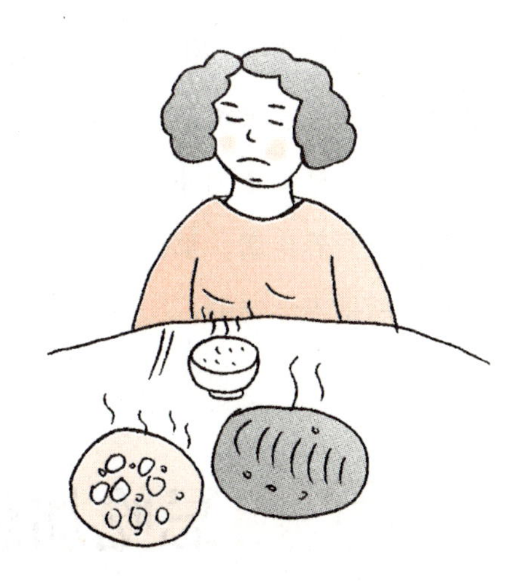

还有些挑食偏食者，见到自己喜欢的食物就多吃，不喜欢的食物就不吃，这样饥一顿、饱一顿，时间长了，也会破坏肠胃的消化功能，造成胃肠道的功能失调，产生各种肠胃疾病，如消化道溃疡病等。

《中国居民膳食指南》里说：人类的食物是多种多样的。各种食物所含的营养成分不完全相同，每种食物都至少可提供一种营养物质。问你一个问题：我们每天应该吃多少种食物才算是多样呢？对于这个问题，相信大多数人是回答不上来的，就连《中国居民膳食指南》中也只是提到要“食物多样”。大多数人的同答可能是10种左右，有的也可能会说4～5种。目前世界营养协会已证实，人体必需的营养素多达40余种。这些营养素必须通过食物摄入来满足人体的需要。所以关于这个问题的正确答案应该是30种以上。

一般来说，在日常膳食中要保证以下五大类食物的摄取：第一类为谷类及薯类，包括米、面、杂粮等；第二类为动物性食物，包括肉、禽、鱼、奶、蛋等；第三类为豆类及其制品，包括大豆及其他干豆类；第四类为蔬菜水果类，包括鲜豆、根茎、叶菜、花果等；第五类为纯热能食物，包括动植物油、淀粉、食用糖等。如果你不知道怎样搭配食物才能保证营养丰富，那么每天尽可能吃20～30种不同的食物，每样都少吃，总是不会错的。

忌吃加热的剩饭

很多人在家做饭的时候因为掌握不好分量，为了不让自己的肚子挨饿，常常就多做些，剩下的等下顿饭时再热热食用。专家指出，常吃剩饭，久而久之将会引起各种胃部的疾病，如消化不良、胃炎等。那么为什么剩饭热后食用会造成胃部的疾病呢？

原来，淀粉在加热到60℃以上时就会逐渐变成糊状，这个过程被称为“糊化”。“糊化”的淀粉很容易就可以被人体分泌的消化酶水解

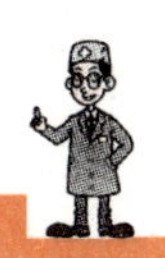

而为人体提供养分。然而，糊化的淀粉冷却后，淀粉中的分子就会重新排列并排出水分，这叫作淀粉的“老化”。

老化的淀粉分子即使重新加热，哪怕温度很高，也不可能恢复到糊化时的分子结构，这就降低了人体对它的水解与消化能力。所以，长期食用那些冷后重热的饭，容易导致各种胃病。因此，为了自己的健康，千万不要图一时的省事就将就着把剩饭热热再吃。

肠胃不好忌喝果醋

果醋是以水果，包括苹果、山楂、葡萄、柿子、梨、杏、柑橘、猕猴桃、西瓜等，或果品加工下脚料为主要原料，利用现代生物技术酿制而成的酸味调味品。其富含天然芳香物质有机酸及维生素、矿物质。

果醋有抗衰老、养容颜、消疲劳、防肥胖等功效。很多人，特别是很多女性对其青睐有加，甚至将果醋当成日常饮料来喝。事实上，虽然果醋有促进消化的作用，但有些果醋含糖量较高，想靠它来达到瘦身的目的效果有限，弄不好还会因为摄入大量的糖而增加体重，甚至还会导致肠胃溃疡。

果醋的酸性较高，长期饮用会对胃黏膜产生一定的侵蚀作用。因此，肠胃病患者，尤其是有胃溃疡的患者，要控制饮用量。最好在饭后饮用，如空腹时饮用对胃黏膜产生的刺激作用更强，容易引起胃痛等不适。

胃酸过多的人或胃溃疡患者不宜喝。因为果醋含有微量醋，空腹时大量饮用，对胃黏膜的刺激作用较强，容易引起胃痛。

胃病患者忌过多服用补品

随着生活水平的提高，吃补品的人越来越多，市面上的补品也越来越多。许多人认为补品越贵越好，而且常常把希望寄托在这些昂贵的补品上。其实，价值昂贵的食品并不一定都是补品。那么，什么是补品呢？

古代名医说："五谷、五菜、五果、五肉皆补养之物。"从营养学的观点看是完全有道理的。有些价格昂贵的食品的营养价值并非如人们所想象的那么高，只是其中含有一些具有特殊功效的成分。如：阿胶含蛋白质在93%以上，其中赖氨酸的含量很高，可以与谷类蛋白质发生互补作用，并有生血作用，在营养上、补血上都有特殊价值。另外，鱼油对防治冠心病有特殊意义，海参素有抑癌作用等等。

因此我们认为"药补不如食补"。还是应该立足于选择自然界的多种食品，调配成平衡膳食，来满足营养的需要。一定需要吃补品，应请教医生。根据各人的病症不同、体质不同，适量、适当地选择1～2种补品。至于能否长期应用，应视具体情况而定。

胃病患者忌过多服用保健品

保健食品的发展繁多杂乱，有许多商业行为，如何选用，首要的一

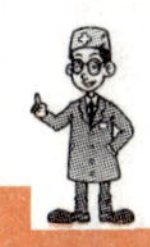
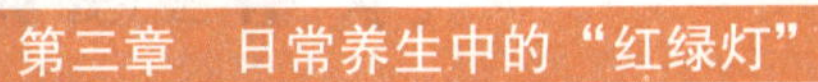

条是以个体化及有实效为准，一定要结合自己的经验、体验有针对性地来选择，更不能有以保健品代替药品的错误观点，保健品用得恰当，才会有一定效果，如果不恰当则是一个巨大的浪费。

另外，应用某些具有抗菌作用，或调整肠道菌群功能的保健品时，还应保持警惕，分析前者久用是否会产生菌群紊乱与耐药性；后者是否会有变异菌种产生等，因为人体内环境有其一定的平衡性，倘若人为地更改内环境，尚需进一步观察与实验来证实，建议您不宜长期大量应用。

国家有关保健批文中的功能是有一定依据的，但在具体某一保健食品功能介绍中常有除批文中的功能以外，另外夸大性地加入某些功能，对此就良莠难辨，胃病患者需认真选择，以免造成不良后果。

第二节　胃肠病起居养生的宜与忌

顺应人体生物钟

人体是一个完美的有机体，每一个系统都在自动运转、自动修复。

人体又是一个整体，是一个具有周期性与规律性的精密系统，生活有规律、按自然周期运行，是最佳的养生保健方法。人体的养生保健不但要符合一年四季的变化，还要符合每日十二时辰的规律。

(1) 子时——一定要入睡

晚上23点至次日凌晨1点，是一天中最黑暗的时候，阴气最盛。阳主动，阴主静，阴时最需要安静，所以子时睡眠效果最好。此时，经脉运行到胆经，是胆汁运作和骨髓造血的时间，是身体修养及修复的开始。胃肠不好的人要尽量早睡早起，在23点前睡觉，保证足够睡眠。清代的李渔说："睡能还精，睡能养气，睡能健脾益胃，睡能健骨强筋。"早睡早起有利于胃肠有规律地活动，从而防治胃肠病。子时也不要吃夜宵，因为不易消化。

(2) 丑时——平静睡眠

凌晨1~3点，此时肝经值班，是肝脏修复的时间。我们知道，肝脏是人体最大的解毒器官，为人体进行清洗工作，此时宜精神愉快地入睡，过度压抑会导致气血不畅。

(3) 寅时——熟睡

凌晨3~5点，经脉运行到肺经，是呼吸运作的时间。肝在丑时将血液净化之后，将新鲜的血液通过肺送往全身。特点为"多气少血"，所以此时人体血压最低，体温也最低，脑部供血最少，容易出现疾病。

(4) 卯时——喝温开水

早晨5~7点，气血液注于大肠经，有利于排泄。此时最宜饮一杯温开水，稀释血液，促进肠蠕动，以便在辰时排便。

(5) 辰时——吃早餐

早晨7~9点，气血流注于胃经。胃已经空闲了整整一个晚上，所以此时一定要吃早餐，补充一夜的消耗。多吃富含纤维素的食物，注意

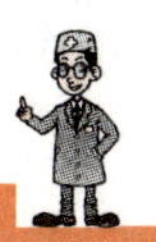

营养配比，给一天的工作提供能量。

(6) 巳时——理脾经

上午9~11点，气血流注于脾经，脾脏最为活跃。久坐办公室的人宜起身活动一下，喝一杯水。

(7) 午时——宜小憩

上午11点至下午13点，气血流注于心经，是养心时间。午餐后应适当休息或午睡，但午睡不要超过1小时。起来后要活动，以利于疏通周身气血。

(8) 未时——消化功能最盛

下午13~15点，小肠经最盛。所以午餐一定要在13点前吃完，这样才利于小肠在功能最旺盛的时候发挥作用，将水液归入膀胱，糟粕送入大肠，精华上传至脾。

(9) 申时——补充水分以利尿

下午15~17点，膀胱经值班。此时宜多饮水，是一天中主要的喝水时间。此时头脑清醒，适合工作和学习。

(10) 酉时——稍事休息

下午17~19点，肾经值班，此时是肾脏进入储藏精华的时间，不宜过劳，工作完毕应稍事休息。

(11) 戌时——保持心情愉快

晚上19~21点，气血运行到心包经。要保持心情愉快，晚餐不可过多、过于油腻，可轻微活动，如散步。此时也是脑神经活跃的时间，适宜看书学习。

(12) 亥时——休养生息

晚上21~23点，气血运行到三焦。三焦经主管人体诸气，是气血运行的通道，在此时入睡，则百脉得以休养生息，对身体十分有益。

定时排便，解除便秘

1）在繁忙的生活中，保持良好的生活习惯，如定时排便，有便意立即如厕。不要因为工作繁忙而控制排便，否则会导致习惯性便秘。

2）根据中医的“子午流注表”，晨5～7时是大肠的排毒时间，因此应选择清晨的5～7时排便。通过清晨的排便，排出前一天体内聚集的毒素。

3）多饮水。睡前、夜半及晨起后各饮一杯白开水，白天也多饮水，刺激肠道，软化大便。

4）吃软食。人到中年以后，胃肠道功能随之降低，食用熟软的食物有利于消化吸收和排泄。

5）吃粗食。多摄取五谷杂粮、海带海藻、根茎类等高纤维食物。应该注意的是，不能完全用果汁来代替水果，果汁中虽然含有大量维生素，但是纤维成分却在榨制过程中丢失了。

6）天天喝酸奶，补充益生菌，培育优质的肠道环境。

7）经常锻炼，尤其注意锻炼腰腹肌的力量。

胃病患者宜保持充足睡眠

中医学认为，疲劳过度就会耗气伤脾，使精神过度紧张、身体过于

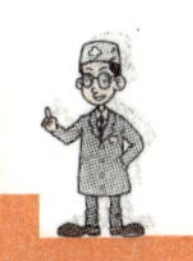

疲劳、睡眠不足，这样就会导致胃肠功能紊乱，消化机能降低，从而诱发胃病。对于已患有胃病的患者，充足的睡眠尤其重要。因为充足的睡眠是消除疲劳、恢复体力的主要方法。在睡眠中，机体可继续分解体内蓄积的代谢废物，同时使机体获得充分的能源物质，以补充耗损，恢复生理功能，使炎症部位得到自我修复。

胃病患者宜科学进行性生活

适度的性生活可增强夫妻感情，有利于家庭关系的和睦，而过度的性生活则不利于人体健康。若性生活不加节制，会影响身体，使机能早衰。若性生活过频，会使大脑在夜间处于兴奋状态，白天则昏昏欲睡，食欲不振，腰酸背痛，严重影响胃部正常的生理功能。尤其是消化性溃疡患者，由于疾病困扰、精神压力大等原因可能会影响性功能，若不适度进行性生活，则会因体力的过度消耗，使病情加重。

胃肠病患者运动宜遵循九大原则

1）急性肠胃炎、胃出血、腹部疼痛者不宜运动，待病情恢复或好转后再进行适当运动。

2）胃肠病患者饭前不宜进行剧烈运动，胃下垂患者应在饭后两小时进行锻炼。

3）消化性溃疡患者有穿孔、出血或癌变可能时，不宜进行运动锻炼。有明显幽门梗阻时，也不宜进行运动治疗。溃疡处于活动期的患者，要避免或减少腹部运动，以免增加出血或穿孔的可能。伴有严重器官功能衰竭时，也不宜采用运动治疗。

4）每天进行运动时，可以灵活掌握，不用刻意固定时间，但一定要有恒心，坚持不懈。

5）运动时要选择氧气充足、空气清新的地方；运动前一定要热身，活动一下四肢，逐渐进入运动状态；由于运动中出汗会大量损耗体内液体，从而使力量、速度、耐力及心脏的输出能力都有所减弱，故在运动前1~2小时、运动中及运动后都要饮用适当的净水，不要到口渴时才喝水。

6）进行户外运动时，尤其要注意气候的变化，随身携带衣物及时增减，避免受凉感冒。

7）循序渐进，逐渐加大运动量。在开始进行运动锻炼时，运动量以小为宜，随着患者机体健康状况的改善，运动量可逐渐加大，达到应有的运动强度后即应当维持在此水平上坚持锻炼，严禁无限制加大或突然加大运动量，以免发生副作用。

8）胃肠病患者的运动保健，要注意全身运动与局部运动相结合，才能取得较好的康复保健作用。一般以全身运动为主，同时注意配合一些适当的按摩治疗，对症状改善可有一定帮助，可能对改善胃肠道的血液循环有一定作用，以促进溃疡的愈合。

9）持之以恒，长期坚持。运动疗法对消化性溃疡的康复保健具有一定的作用，但非一日之功，只有长期坚持，才能取得预期的效果。因为机体的神经系统、内脏器官及肢体功能的完善，身体体质的增强，是要通过多次适当运动量的刺激和强化才能获得的。

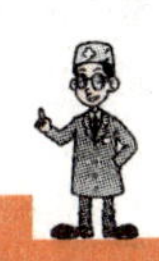

肠胃健康宜知足常乐

我们这里所说的“知足常乐”并不是让人不思进取，而是一种境界，一种养身之道，它是指以一种平常的心态，来看待自己的得失成败，固守自己的行为准则，不要脱离现实而一味追求“空中楼阁”。奢求过分只会徒然带给自己烦恼而已，在日日夜夜的焦虑企盼中，还没有尝到快乐之前，已饱受痛苦煎熬了。

知足其实是一种境界，知足者总是微笑着面对生活，在知足者眼里，世界上没有解决不了的问题，没有过不去的坎，他们会为自己寻找合适的台阶，而绝不会庸人自扰；知足是一种大度，大“肚”能容天下事，在知足者眼里，一切过分的纷争和索取都显得无趣，在他们的天平上，没有比知足更容易求得心理平衡的了；知足是一种宽容，对他人宽容，对社会宽容，对自己宽容，这样你的心胸就会豁达开朗，你就不会眼红别人的高薪高酬，嫉妒别人的小车别墅，不会因彻夜难眠而痛苦，更不会望着满桌子的美味佳肴而“兴味索然”了，这样调整好心态，调整好肠胃，身体的健康就会如期而至了。

好心境才有好肠胃

人生活在这个世上难免会有不如意。比如昨天发奖金比别人少拿了几块钱，自己眼里就充了血，一颗心被嫉妒啮得难受；今儿个无缘无故挨了一顿骂，憋了一肚子气无处发，夜里自己就拿床板出气，惶惶然辗转难眠；明天，明天又会发生什么倒霉事呢？心里真像吊了十五只桶，七上八下……

总是这么活着，你累不累？因此，对身边发生的事保持一颗平常心是至关重要的。有道是“心静自然凉”，这种“心静如水”的心境对你的胃肠也是大有裨益的。

心境直接影响人的食欲，食欲又关联着肠胃的得失，而肠胃的得失又决定了你身体的健康与否，身体的健康与否又会反过来左右你的心境……如此循环往返，周而复始，因此心境与肠胃息息相关。我们都有这样的体验：心境好的时候，即使粗茶淡饭亦觉得香甜可口；心境比较坏时，即使山珍海味亦觉味如嚼蜡。

总之，拥有一个好的心境，才会拥有好的肠胃、拥有健康的身体，因此，让我们坦然面对身边发生的一切不快吧！

【胃病患者宜避免的不良生活方式】

（1）饮食方式

①狼吞虎咽：吃得过快，囫囵吞枣，使得食物咀嚼不充分，消化液分泌不足，食物难以充分消化。久而久之，易致胃病。②暴饮暴食：这样会使胃的消化能力难以承受，造成消化不良，严重时还会导致急性胃扩张、胃穿孔等严重疾病。③边吃边玩（读等）：由于阅读或玩耍时需大量的血液供脑，供应胃肠道用来消化吸收的血液相对减少，长期这样

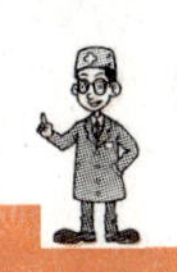

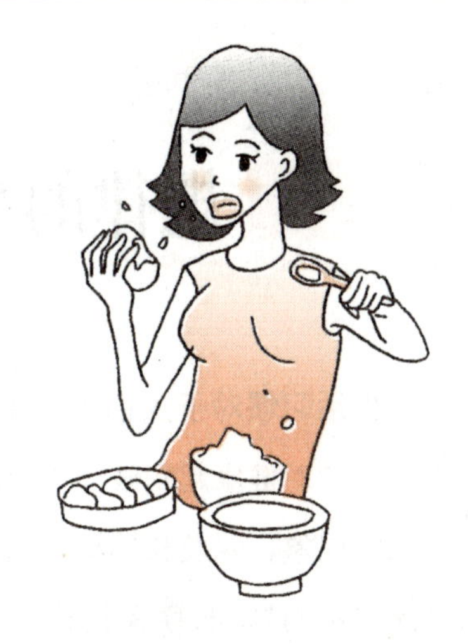

会影响消化吸收，导致慢性胃病。④常吃零食：会破坏胃消化酶的正常分泌规律，使得胃“积劳成疾”。⑤不科学的吃饭姿势：在我国的部分农村地区，有蹲着吃饭的习惯，这种进食方式会使胃部及消化道的血管受到挤压，不利于血液供应，更不利于食物的消化。⑥嗜食生冷、辛辣等刺激性食品：冷食会降低胃内的温度，降低胃对疾病的抵抗力，而且冷食中的微生物含量也较多。辛辣食品会刺激胃黏膜，导致胃黏膜充血，从而导致胃病。⑦烟酒过度：吸烟和饮酒与胃病的关系已为广大群众所了解。酒精和烟雾中的致病物质会损伤胃黏膜，造成胃出血、胃穿孔等。而且长期大量饮酒，可影响胃液分泌，降低胃酸活性，降低人的食欲。

（2）精神因素

祖国医学认为，人的七情（喜、怒、忧、思、悲、恐、惊）所产生的情绪波动以及因焦虑、怨恨、紧张等产生的持续而强烈的精神刺激，均可导致胃病尤其是胃溃疡的发生、久治不愈或复发。

此外，社会及家庭环境的影响，如工作压力大、夫妻感情不和、子女管教困难等，亦可影响胃肠的正常生理功能。

（3）职业

一些患者因职业的需要，在饮食、生活起居上不能够做到有规律，例如长期出门在外的患者。这些患者原则上要尽量做到饮食、起居有节。

规律的生活决定健康

生活习惯对于人们的健康起着举足轻重的作用，不规律的生活习惯，常常对健康起到破坏作用。比如经常熬夜的上班一族，都市白领们的泡吧现象，以及长期缺乏运动、不合理的饮食等，都会让身体的健康亮起“红灯”。长期保持这些不良的生活习惯，会使人们出现各类疾病，比如头痛、精神抑郁、消化系统紊乱等，严重地影响人们的正常生活和工作。而良好的生活习惯却可以保证身体的健康，防止各类疾病的侵袭，那么良好的生活习惯都有哪些呢?

（1）顺应四季变化的规律

我们生活的自然环境、复杂多变的气候无时无刻不在影响着人体健康，所以我们必须采取顺应自然规律的方法来保护自己。例如，按照四季气候变化来调节起居活动；按照季节不同增减衣物和选择不同的活动项目；按照时令调配饮食，如春季天气温热，饮食应该略微偏凉些，秋季气候干燥，饮食最好偏向滋润一些，冬天天气寒冷，则需要多吃些温热的食品。

（2）注意劳逸结合

经常进行体育锻炼，既有助于提高身体健康，增强机体的免疫力，又可以减少疾病的发生。适当的休息，则可以消除疲劳，以便有充沛的精力去更好地工作和学习。必须做到劳逸结合，防止过度疲劳。

生理学家认为，早期的疲劳是一种暂时性的生理现象，无论是体力劳动还是脑力劳动所致的疲劳，都是大脑皮层的一种保护性反应，它预

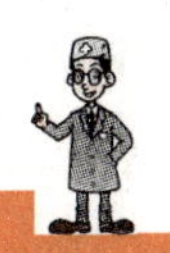

示着人体需要休息。这种现象若长时期得不到恢复，就会造成过度疲劳。实验证明，过度疲劳可降低抗病力，易受细菌的侵袭，使身体的健康受到威胁。

保胃24小时呵护

胃对人体来说，是如此的重要，所有营养都要经过它的处理才能被人体吸收利用。然而，在日常生活中，很多人都不能够善待它，饮食不规律、吸烟等都让它“很受伤”。而我们总是要在它受伤之后，才会想起它的重要。但是健康是一项一生都要做的事业，保胃也应该在平时的生活中进行。为此，营养学专家专门制订出一份24小时保“胃”计划，让上班族在不影响正常上下班的同时，可以很好地保护我们的胃。

（1）7：00：晨起一杯温开水

晨起漱洗完毕后喝半杯到一杯的温开水，这样可以补充流失的水分，促进胃肠蠕动，帮助胃肠做好接受早餐的准备。

（2）8：00：早餐最佳时间

在起床后1小时吃早餐是最好的，另外，早餐可不能随便，营养的早餐可以给人的健康加分，而长期不吃早餐则容易导致营养失衡，同时会增加患胆结石的风险。

（3）12：00：午饭后别马上午睡

吃午饭的时间要充裕，不要飞快吃完后马上投入工作。吃完饭最好能安静一会，保证血液大量流向胃肠，使其正常工作。另外，午餐吃完后不宜马上午睡，最好休息一会再睡。

（4）14：00：健康的生活不吸烟

吸烟会使血管收缩，胃的自我保护能力变差。而饭后马上吸烟，烟碱、尼古丁等有毒物质更容易进入唾液，导致胃溃疡。

（5）16：00：加餐最保“胃”

下午如果觉得饿，可以适量补充一些点心水果，长期空腹容易导致胃溃疡和胃肠功能紊乱。所以有时候，我们也可以适当地加餐，但是要注意分量。

（6）19：00：晚饭后站立半小时

有胃食道反流的患者，尽量不要饭后立即躺着或坐下，这样胃酸会反流到食道，使症状加剧。餐后最好站半小时，但不要做剧烈运动，否则容易引起消化不良。

（7）20：00：饭后1小时宜散步

晚饭后1小时是脂肪最容易堆积的时候，这时应尽量避免蜷坐在电视机前，而应当散步或慢跑。

（8）22：00：睡前尽量别进食

睡前喝牛奶并不是所有人都适用的“养生良方”，因为这样做会刺激胃酸和胆汁的分泌。因此，胃不好的人睡前最好不要进食。

勿忽视天气对胃肠病的影响

胃溃疡的发作与天气变化直接相关。当受凉、气候变化时，往往可使溃疡复发或使原有溃疡加重。据来自华北地区891例统计报告中显示，冬季发病者占42.76%，春季占25.76%，秋季占23.36%，夏季发

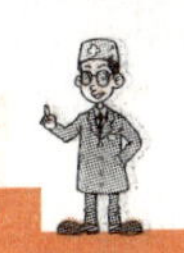

病很少，可见胃溃疡的发病以冬、春季节较为多见，特别是在气候变化比较明显的秋冬和冬春之交。故胃溃疡病人应避免受凉，尤其在本病的好发季节，如出现症状，应及时诊治。至于胃溃疡为什么在受凉及气候变化时容易发作的问题，至今尚未能完全了解。

忌精神长期处于紧张状态

民间有句俗语：“气都气饱了。”意思是说人在生气或忧虑的状态下往往会吃不下饭，常伴有上腹部疼痛、腹胀、胸闷气憋等不适症状。这些都说明了精神因素与胃肠病的关系。

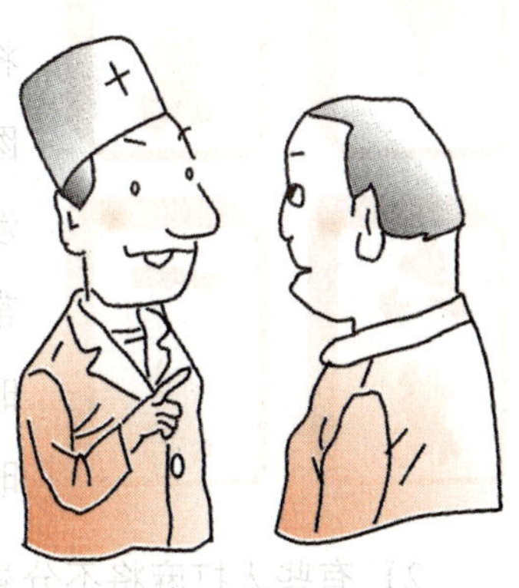

虽然消化性溃疡的发病部位在胃与十二指肠，但其发病的原凶与神经－体液及多种因素密切相关。这一点已得到越来越多的证实。在目前生活、工作节奏高度紧张的社会中，一个人在遭遇一连串的精神创伤时，常常会发生消化性溃疡，这种情况医学上称为“应激性溃疡”，常以消化道出血为首发和主要表现。另外消化性溃疡愈合期的患者，在突发的精神因素下，溃疡也较易复发。

精神因素不但参与溃疡病的形成，而且影响到消化性溃疡的治疗和溃疡的复发。这是因为紧张、忧郁、愤怒等情绪可造成大脑皮层功能失调，导致胃壁血管痉挛和收缩，致使胃黏膜发生炎症和溃疡。因此，长期处于精神紧张状态会诱发胃病。

胃肠病患者忌沉迷于打麻将

麻将原本是娱乐消遣的工具，然而那些沉迷于打麻将的人，多是占用大量的夜间休息时间，或周末休息时间，往往造成参与者的睡眠不足，影响了其生活、饮食规律；另一方面是玩麻将时，人常常处于精神紧张状态。因为生活节律的改变和精神紧张，久而久之便会诱发溃疡病。玩麻将会诱发溃疡病，有以下几种原因：

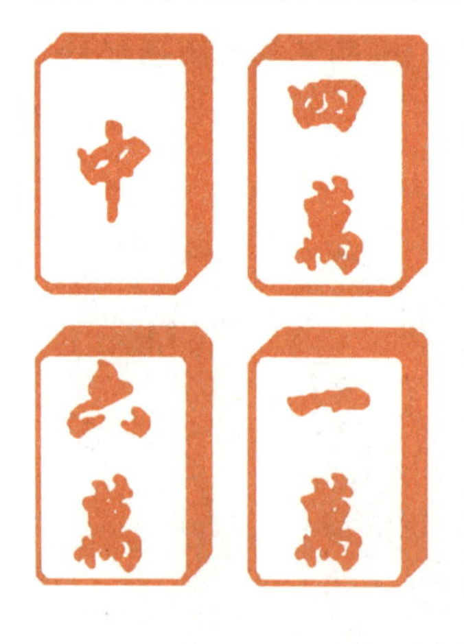

1）饥饱无度，影响胃黏膜组织的更新和损伤后的修复。一些人一打起麻将来，便将饥饱置之度外，有时是忍饥挨饿，有时又囫囵吞枣、狼吞虎咽。这此都是诱发消化性溃疡的重要因素。食物可以中和胃酸，不正常的饮食使人体缓冲胃酸能力下降。吃无定时、狼吞虎咽的饮食习惯，容易损伤胃黏膜。时间一久，难免要诱发溃疡病。

2）有些人打麻将不分昼夜，并且常为输赢而大喜大忧。由于生活规律的改变和精神紧张的状态可促使胃酸分泌亢进，增加胃肠肽释放，而胃肠肽也会使胃酸、胃蛋白分泌增加，诱发溃疡病；致使胃动脉功能性挛缩，造成胃黏膜缺血缺氧；精神过度亢奋促使肾上腺皮质激素分泌增加，也可促使胃肠肽分泌，增加胃内酸度。

玩麻将只是一种娱乐活动，切不可因小失大，沉迷于打麻将，伤了自己的身体。

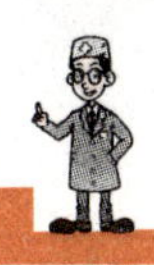

胃肠病患者忌忽视腹部的不适

在我们的腹部分布着不同的内脏器官，任何一个器官发生障碍时均会呈现腹痛的症状。

腹痛的原凶很多，消化器官（胃、肠等）障碍、内分泌系统（副肾、卵巢等）、泌尿器官（肾脏、膀胱等）、生殖器官（子宫等）均足以显出端倪。甚至连神经系统的心脏病也会引发腹痛。

腹痛形态相当多，一般人很难确知是因何而起，但医师可以依据形态大致了解其疼痛的原凶。

(1) 伸展痛

胃、肠、膀胱、胆管、输尿管等空洞性或管状脏器壁过度伸长所引起的疼痛谓之伸展痛。伸展痛的特征是整个腹部持续性的感觉不适，根据状况的不同有膨胀感或重压感。有的会出现一会儿疼痛难忍，一会儿又不太痛的疝痛。

(2) 自发性固定痛

腹部的各内脏器官发生炎症，到达某种恶化程度时，便会出现自发性的固定痛。疼痛部位不但有伸展痛般的广大范围，也有疝痛般的症状，若用手指由上开始按压会呈明显的疼痛。

出现盲肠炎、急性腹膜炎、胃溃疡破裂，或肠穿孔时都会出现这样的痛感。

(3) 神经性腹痛

除以上疼痛外，还有自律神经过敏所引起的神经性腹痛。

胃肠病患者不宜饭后百步走

我国民间有一句俗语“饭后百步走，活到九十九”，这句话已成为大多数老年人健身的金科玉律。饭后百步走，适合平时活动较少、长时间伏案工作、形体较胖、胃酸过多的人。这类人饭后散步 20 分钟，有助于减少脂肪堆积和胃酸分泌，利于身体健康。但是，这句话并非对所有人都适宜，从近代医学观点看，老年人不宜提倡饭后百步走。这主要有以下几方面原因：

（1）血液分流，容易引起消化不良

人吃饭后，血液会大量流向胃肠道组织帮助消化，如果饭后马上散步，血液就会转而流向双腿“供能”，这对于年轻人来说可能无大碍，但对于老年人来说，就会产生一定的影响。老年人的消化功能本来就比较差，饭后大量食物集中在胃肠内，正需要较多的血液来帮助消化，如果此时马上来个“百步走”，势必要使较多的血液向下肢肌肉输送，胃肠供血就会明显减少，不但胃肠道的蠕动减弱，而且消化液的分泌也会显著减少，这就会影响食物的消化吸收，使老年人消化不良。

（2）血压下降，容易增加心血管负担

对有心血管疾病的人来说，饭后会增加一些身体的负荷，对老年人来说更是如此。科学研究证明，在餐后的 60 分钟，血压会下降，而心率会上升 15 次/分。有些人进行中度运动后，会出现体位性低血压，说明餐后运动对心血管系统有明显的负作用。

对患有冠心病、高血压、动脉硬化等病症的老人来说，老人对压力

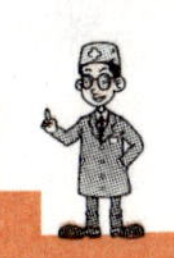

的反射机制退化，心脏功能减弱，血管硬化，血压调节功能存在障碍，饭后更不宜立即“百步走”。因为老年人的血压在饭后一般都趋向下降，再“百步走”，就会增加心脏负荷，使心、脑供血不足，容易出现头昏、眼花、乏力、肢麻，甚至还可能突然昏厥、摔倒，这十分危险。因此，老年人饭后应该休息，不宜马上百步走。

（3）胃病患者更不宜百步走

如果老年人患有慢性胃病，如慢性胃炎、消化性溃疡、胃下垂等，饭后散步，会增加胃肠的震动，使吃进去的食物对胃壁产生刺激，加重胃黏膜病变，造成溃疡面难以愈合。行走时，由于重力的作用，还可使病人胃下垂加重。因此，患有胃病的病人，非但饭后不宜散步，就连一般的走动也要减少，饭后应稍坐或躺一会儿再活动。

老年胃肠病患者忌空腹慢跑

老年人大都有早晨空腹慢跑的习惯，这种做法其实是不利于身体健康的。有关专家研究发现，空腹跑步会增加心脏、肝脏的负担。如果在早晨空腹时进行长时间的锻炼，可能会影响老年人的心肌功能，引起心律失常，甚至造成严重后果。

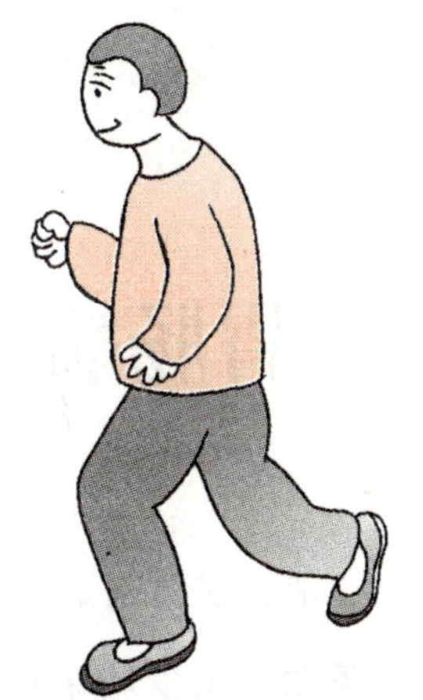

运动需要适当的能量，而能量主要从饮食中摄取。人体平时能量的来源，主要靠从饮食中摄取来的碳水化合物。但是，空腹晨练慢跑时，主要的能量来源就靠脂肪了，因为体内没有足够的碳水化合物。人在空腹运动时，血液中的游离脂肪酸会明显增高。这些游离脂肪酸虽是心肌活动和能量的主要来源，但蓄积过多又会成为危害心肌的毒素，尤其易使老年人发生心律失常等意外，甚至导致猝死。50 岁以上的中老年人，由于其利用游离脂肪酸的能力较年轻人降低，这种危险也就更大。此外，血中游离脂肪酸增高，使肝脏合成的甘油三酯增高，还会引起和加剧老年人的冠心病和动脉硬化症。

空腹慢跑还可以引起低血糖的症状。因为在经过一夜的睡眠之后，晨起时血糖处于一天中的最低值，如果不进食就进行一至两小时的锻炼，腹中已空，热量不足，再加上体力的消耗，会使大脑供血不足，哪怕是短暂的时间也会让人产生不舒服的感觉。最常见的症状是头晕、心慌、腿软、站立不稳。心脏原本有毛病的老年人有可能突然摔倒，甚至猝死。所以，如果长时间锻炼引起低血糖，将对中老年人，尤其是糖尿病患者产生相当危险的后果。

可见，慢跑虽可健身益寿，但空腹慢跑却弊大于利，是危险之举。因此，老年人在晨练前应进食少量碳水化合物，如饮一杯糖水、牛奶、豆浆或麦乳精，但进食量不宜过多。

胃肠病患者忌忽视春寒的影响

春季天气渐渐变暖，对于胃病患者来说，所穿衣物应逐步减少，不宜猛然减少。在冬季气温不断下降，会使人体内的肾上腺素、甲状腺素分泌增加，达到体内产热能力的高度维持。到了春季，产热能力

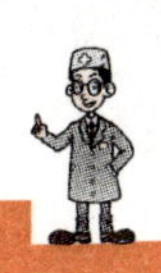

下降，就会使各种腺素减少分泌。而由于初春时节天气冷热无常，突如其来的寒潮，会使已经下降的身体产热能力无法应付外界自然的变化，使身体极易患病。对于胃肠疾病患者而言，更容易被这种天气所侵袭，引起旧病复发或加重原有疾病。所以，胃病患者，尤其是以吐泻为主要症状的严重胃肠病患者，更应注意保暖，加强锻炼，以提高自身的抗病能力。

防胃肠病忌伏案睡

很多上班族午休时习惯伏案休息，殊不知这种睡姿会对身体健康造成很大的伤害。长期伏案睡觉对于消化系统非常不利，特别是在饱食后趴在桌子上睡，容易发生食滞不化、消化不良，不利于胃内的食物排空，使消化液分泌减少而产生饱嗝、闷胀，继而还会诱发食欲不振、胃炎、溃疡病等，造成营养不良症。此外，长期伏案睡觉还可能引起头昏、眼花、乏力等一系列大脑缺血、缺氧的症状，而且趴在桌上会压迫胸部，影响血液循环和神经传导，使双臂、双手发麻、刺痛。

特别是胃病患者，对于午睡更不应该过于随便，最理想的睡姿应该是舒舒服服地躺下，平卧或侧卧，最好头高脚低、向右侧卧。这样可以减少心脏压力，防止打鼾，还可以帮助胃里的食物向十二指肠移动。午睡时间以 15～30 分钟为宜。睡醒之后应慢慢站起来，先喝杯水，以补充血容量，稀释血液黏稠度，然后可以进行一些轻度的身体活动，待身体调整完毕，再继续手边的工作。

气滞于胃只生闷气

生闷气的危害很多，它会直接危害到我们的健康。其中最明显的特征是，气填于胸后会不饥不渴，气滞于胃会使消化系统停止蠕动。也就是我们平时常听到的：“气都气饱了。”

心理学家曾说过，一个人的痛苦若与他人分担，痛苦就减少了一半；一个人的快乐若与他人分享，快乐就增加了一倍。可见人与人之间感情的交流是多么重要。可惜许多人认识不到这一点，遇到烦恼事宁可自己躲到一旁去生闷气，也不愿与人交流沟通。殊不知，当你生闷气的时候，疾病就有机可乘了，尤其是你的胃肠，也会生气、闹毛病的。

胃病患者忌进餐后剧烈运动

胃在饭后被食物充满，由于重力作用的关系，胃的位置降低很多，如果这时又跑又跳，会使胃受到严重的牵拉，以致引起胃痛。此外，饭后正是各种消化过程紧张进行的时候，这些过程都必须有充分的血液供应才行。例如，消化液的原料要靠血液供应；消化运动所需要的能量和氧气，也要靠血液来供应；已经消化好了的物质，在吸收后也靠血液的运行。饭后运动，使血液不能很好地集中在消化系统，所以消化过程也

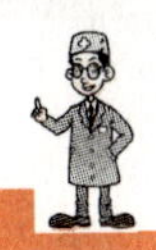

要受到影响。再者，在剧烈运动时大脑皮层管理运动的部分过分兴奋，管理内脏消化的部分势必受到抑制，对消化的过程也是不利的。所以，饭后不宜立即进行剧烈的运动。